Dietoterapia Chinesa
Nutrição para o Corpo,
Mente e Espírito

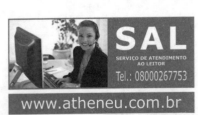

Dietoterapia Chinesa

Nutrição para o Corpo, Mente e Espírito

2ª edição

Andrea Maciel Arantes

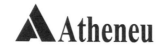

EDITORA ATHENEU

São Paulo	— *Rua Maria Paula, 123 – 13º andar Conjuntos 133 e 134 Tel.: (11) 2858-8750 E-mail: atheneu@atheneu.com.br*
Rio de Janeiro	— *Rua Bambina, 74 Tel.: (21) 3094-1295 E-mail: atheneu@atheneu.com.br*

CAPA: Equipe Atheneu

PRODUÇÃO EDITORIAL: Arte & Ideia

CIP-BRASIL. CATALOGAÇÃO NA PUBLICAÇÃO
SINDICATO NACIONAL DOS EDITORES DE LIVROS, RJ

A683d
2. ed.

Arantes, Andrea Maciel
    Dietoterapia chinesa : nutrição para o corpo, mente e espírito / Andrea Maciel Arantes. – 2. ed. – Rio de Janeiro : Atheneu, 2022.
    ; 21 cm.

    Inclui bibliografia e índice
    ISBN 978-65-5586-531-8

    1. Dietoterapia. 2. Alimentos. 3. Medicina chinesa. I. Título.

22-77468
                        CDD: 615.854
                        CDU: 615.874.2

Meri Gleice Rodrigues de Souza – Bibliotecária – CRB-7/6439

29/04/2022   03/05/2022

Arantes, A.M.

© Dietoterapia Chinesa – Nutrição para o Corpo, Mente e Espírito – 2ª edição

Direitos reservados à EDITORA ATHENEU – Rio de Janeiro, São Paulo – 2022.

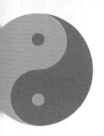

Autora

Andrea Maciel Arantes

Nutricionista (Universidade do Vale do Paraíba – UNIVAP). Especialista em Cuidados Integrativos (Universidade Federal de São Paulo – UNIFESP). Formada nas áreas correlatas da Medicina Tradicional Chinesa (MTC) no Brasil e na China (Academy of Chinese Medical Sciences). Apresenta o Canal Terapia na Mesa, no YouTube, e ministra cursos e palestras nas áreas de Nutrição e MTC.

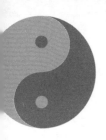

Colaboradoras

Márcia Regina Donatoni Urbano

Nutricionista. Especialista em Nutrição Clínica pela Universidade de São Paulo (USP). Mestre em Ciências Aplicadas à Nutrição e Especialista em Teorias e Técnicas para Cuidados Integrativos pela Universidade Federal de São Paulo (UNIFESP).

Sissy Veloso Fontes

Fisioterapeuta e Professora de Educação Física. Especialista em Teorias e Técnicas para Cuidados Integrativos e em Intervenção Fisioterapêutica nas Doenças Neuromusculares pela Universidade Federal de São Paulo (UNIFESP). Mestre e Doutora em Neurociências/Neurologia e Professora Afiliada do Departamento de Neurologia e Neurocirurgia da UNIFESP. Docente em Ensino Superior desde 1995. Coordenadora do Curso de Especialização do Programa Social (Extensão e Pesquisa) e do Ambulatório de Cuidados Integrativos da UNIFESP.

Vera Lúcia M. de Salvo

Nutricionista. Especialista em Nutrição Clínica e Teorias e Técnicas para Cuidados Integrativos pela Universidade Federal de São Paulo (UNIFESP). Mestre em Epidemiologia e Doutora em Ciências pelo Departamento de Medicina Preventiva da UNIFESP. Docente do Ensino Superior na Universidade Metodista desde 2001.

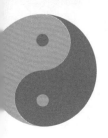

Dedicatória

*Aos meus pais,
por todas as formas de nutrição.*

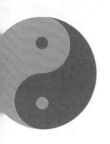

Agradecimentos

Aos meus antepassados e aos meus irmãos espirituais, que me auxiliam nesta jornada chamada vida.
À minha família, pelo amor em todos os momentos.
À Márcia Regina Donatoni Urbano, por sua amizade, sua atenção e sua colaboração.
À Vera Lúcia, pela prontidão e pelo profissionalismo.
À Dra. Sissy Fontes, por seu olhar integrado e amoroso.
Ao sacerdote Wagner Canalonga, da Sociedade Taoísta do Brasil.
A toda a equipe da Editora Atheneu, pela confiança neste projeto.

Andrea Maciel Arantes

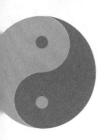

Epígrafe

Ao nascer, o homem recebe do céu virtudes livres de empecilhos, luminosas, para, por meio delas, conhecer todos os princípios e regular a sua conduta em qualquer situação. Porém, nas amarras de um corpo constituído por elementos materiais, em meio às trevas, as virtudes por vezes se escurecem. No entanto, a luz que é inerente à natureza dessas virtudes nunca se apaga inteiramente. Eis por que o discípulo da sabedoria deve usar a luz que elas ainda difundem, a fim de fazê-las aflorar e restituir-lhes o brilho original.

(Lao Tzi)

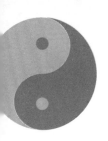

Prefácio à 2ª edição

Quase dez anos se passaram desde a publicação original deste livro e, com muita alegria, tenho uma nova oportunidade de revê-lo e de acrescentar informações ao texto que escrevi enquanto era uma terapeuta em formação.

Quando passei a utilizar a dietoterapia chinesa na prática clínica como acupunturista, de uma forma inovadora, ouvi muitas perguntas sobre os meus estudos:

"Onde você aprendeu isso?", "Você estudou na China?", "Os chineses usam mesmo a dietoterapia chinesa?", "Você é Nutricionista?"

Finalmente, chegou a hora não apenas responder a uma série de questões, mas também de consolidar o estudo e a prática da dietoterapia chinesa dentro de mim e apresentá-la em uma nova obra, revisada e ampliada.

Enquanto realizava a graduação em Nutrição, estive na China para a formação em Dietoterapia Chinesa e, em muitos momentos, me orgulhei desse conhecimento. Em Pequim, pude ver de perto que a prática da medicina chinesa ainda é viva e muito bem requisitada pelos chineses, que, em sua maioria, ainda dão preferência a ela em casos de doenças crônicas. Ouvi muitos relatos dessa escolha em detrimento dos efeitos colaterais de medicamentos "ocidentais", que boa parte dos chineses prefere evitar.

Também pude perceber que a prática da dietoterapia chinesa é natural entre os profissionais antigos. E é bem comum que todo paciente receba prescrição farmacêutica e alimentar nas consultas, o que se resume a sopas e chás com efeito medicinal.

Mesmo entre colegas jovens, todos ouvem dos avós que devem se atentar à alimentação, que não devem abusar dos alimentos frios e que o jantar deve ser realizado até às 19 horas. Muito do que li nos livros e passei a praticar no consultório era naturalmente realizado pelos chineses que conheci.

Em minha breve passagem pela China, também pude encontrar alguns erros no que aprendi, pratiquei e escrevi sobre o tema. Esta 2ª edição é a oportunidade que eu esperava para acertar isso.

Além dos estudos, a prática clínica pôde me ensinar muito do que não pude ver nos livros e, como acontece com a mágica da Medicina Tradicional Chinesa, esse estudo é linear, na medida em que acreditamos que já sabemos de algo, há algo de novo a aprender todos os dias.

Portanto, o leitor encontrará, nesta obra, novas informações, atuais e coerentes com estudos baseados na ciência que, como nutricionista, aprendi a valorizar para unir e integrar saberes do Oriente e do Ocidente. A minha formação finalmente se consolidou como integrativa e este novo livro é o resultado, também, deste novo momento.

Boa leitura!

Andrea Maciel Arantes
Agosto de 2021

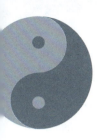

Apresentação

O meu interesse pelo ser humano sempre foi grande. Gosto muito de perceber a peculiaridade de cada um, entendendo as diferenças entre as necessidades. Entretanto, ao longo dos anos, pude observar que essas diferenças nunca fogem das três áreas fundamentais da vida do ser humano: físico, pois todos temos um corpo; mental, porque pensamos e sentimos; e espiritual, a parte que nos dá a consciência e "brilha" por meio de virtudes e valores humanos. Desse modo, na prática, verifiquei que as necessidades das pessoas eram muito maiores do que simplesmente seguir uma dieta ou prevenir doenças.

Muitos conhecem os aspectos nutricionais dos alimentos, mas poucos entendem que o mecanismo da nutrição vai além de processos biológicos. Vi diversas pessoas fazendo dieta para perder peso, seguindo à risca uma folha de papel, sem ao menos compreender qual era a sua verdadeira fome. Embora muitos busquem orientação profissional para se alimentar de maneira adequada, poucos conseguem discernir, de fato, as suas verdadeiras necessidades.

Dentro do trabalho em Medicina Tradicional Chinesa, nós, profissionais da área, somos convidados a observar o cliente por inteiro – afeição, jeito de ser, características, preferências alimentares, dores, desarmonias e angústias. Assim, para complementar o meu trabalho com as terapias chinesas, comecei sutilmente a sugerir dicas de dietoterapia chinesa nos tratamentos. Alguns aceitavam mudar hábitos, mas outros, não. Aos poucos, fui percebendo, também, que, muitas vezes, as pessoas faziam queixas em relação à alimentação que mais tinham a ver com outras necessidades do que com aspectos meramente nutricionais. Isso me levou a pensar mais profundamente sobre o assunto. Ao mesmo tempo, em sincronia, minha colega Márcia Regina Donatoni Urbano sugeriu que eu abordasse esse assunto como tema de monografia para a finalização do Curso de Cuidados Integrativos, que realizei na UNIFESP e com o qual aprendi a atuar de maneira ampla e integrada. A 1ª edição deste livro é o resultado desse caminho.

Depois de publicada a 1ª edição, continuei os meus estudos, ministrei cursos de dietoterapia chinesa, me aprimorei na China e me formei também em Nutrição. Algumas informações contidas na obra sofreram modificações e atualizações, porque não há nada melhor do que rever e reaprender o que se sabe, entendendo cada detalhe do que se ensina.

Quando estive na China, aprendi, por exemplo, que o jantar deve ser realizado entre 17 horas e 19 horas, não após as 19 horas, um hábito tremendamente ocidental. Percebi que os chineses consomem mais carne do que eu imaginava e que sucos são raros porque são considerados "frios" para o corpo.

Nesta 2ª edição, o leitor receberá informações mais novas, porém fidedignas, do conhecimento milenar da dietoterapia chinesa e faço questão de trazer para sua vida (e para sua cozinha) alimentos que não são apenas orientais, mas universais, que podem ser aplicados ao dia a dia de qualquer pessoa. Afinal, a alimentação deve nutrir, mas também respeitar a cultura e a economia dos indivíduos, os quais, por si, também devem se lembrar de que são responsáveis pela própria saúde.

A humanidade chegou a um momento em que já foram desenvolvidas diversas técnicas de cura para doenças, mas cada um precisa desenvolver o seu próprio modo de conquistar o bem-estar e a paz. As técnicas e todo o conhecimento são os recursos disponíveis, os quais jamais substituirão a atuação do próprio indivíduo em seu processo de cura.

Este livro proporciona informações que vão além de uma proposta intelectual sobre fisiologia e dietética. A obra envolve, sobretudo, uma profunda reflexão sobre o que de fato pode nutrir o ser humano, inclusive em âmbito espiritual, pois as três áreas (físico, mental e espiritual) não estão separadas. Aliás, o único aspecto que os separa são os limites do nosso vão intelecto.

Estamos em um momento de grande estresse em várias partes do mundo; portanto, é preciso somar, pensar no coletivo e expandir a mente para encontrar meios sustentáveis de manter a vida. Antes de buscá-los, convido o leitor a repensar as suas necessidades, para que, então, possa escolher o que comer. Pense bem e reflita: você tem fome de quê?

Andrea Maciel Arantes

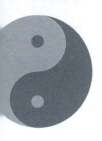

Nota de início

Diversos conceitos chineses apresentados neste livro diferem profundamente daqueles que costumam ser utilizados na medicina tradicional do Ocidente. Como diz o Dr. Yamamura, "os conceitos chineses são impossíveis de traduzir". Por isso, quando as palavras chinesas são traduzidas para o inglês ou o português podem não apresentar o mesmo sentido e perder os seus conceitos. Assim, para manter a ideia original do tema em questão, os vocábulos em chinês foram preservados e destacados em itálico, utilizando como sistema ortográfico o *Pinyin*, método adotado oficialmente na China.

Andrea Maciel Arantes

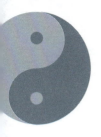

Sumário

Parte 1 Nutrição | Integrando Conceitos, 1
- 1 Nutrição Integrativa, 3
- 2 Corpo, Mente e Espírito, 9

Parte 2 Princípios da Medicina Tradicional Chinesa, 13
- 3 Introdução à Medicina Tradicional Chinesa, 15
- 4 *Yin Shi Zhi Liao Fa* | Dietoterapia Chinesa, 19
- 5 *Qi* | Energia Vital, 21
- 6 *Yin* e *Yang* | Dinâmica da Vida, 25
- 7 *Wu Xing* | Os Cinco Movimentos, 29
- 8 *Shen* | Consciência, 33
- 9 *San Bao* | Os Três Tesouros da Saúde, 35
- 10 As Origens da Doença, 39
- 11 Emoções Destrutivas e Seus Antídotos, 43

Parte 3 Alimentação e Nutrição, 55
- 12 Impactos Socioambientais na Alimentação, 57
- 13 Doenças Relacionadas com a Alimentação, 61
- 14 Alimentação como Recurso de Tratamento, 71
- 15 Alimentação conforme as Estações do Ano, 75
- 16 Metabolismo e Fisiologia Energética da Digestão, 79
- 17 Horários para a Alimentação, 87

xxii Sumário

Parte 4 Nutrição segundo a Dietoterapia Chinesa, 95

18 Nutrição dos Cinco Sentidos, 97

19 Nutrição de Crianças e Idosos, 105

20 Nutrição de Gestantes e Lactantes, 113

21 Pirâmide Alimentar Asiática, 119

22 Metodologia da Dietoterapia Chinesa, 127

23 Princípios e Regras da Dietoterapia Chinesa, 131

24 Contaminação, Intoxicação e Desintoxicação, 137

Parte 5 Alimentos, 143

25 Fisiologia Energética dos Alimentos, 145

26 Fitoterapia na Cozinha, 175

Parte 6 Nutrição segundo os Cinco Movimentos, 179

27 Dietoterapia Chinesa | Nutrição para Corpo, Mente e Espírito, 181

28 Movimento Madeira e a Nutrição do Fígado, 185

29 Movimento Fogo e a Nutrição do Coração, 191

30 Movimento Terra e a Nutrição do Baço, 199

31 Movimento Metal e a Nutrição dos Pulmões, 205

32 Movimento Água e a Nutrição dos Rins, 211

Epílogo Dietoterapia Chinesa como Proposta Integrativa, 215

Apêndice 10 Hábitos Saudáveis, segundo a Medicina Tradicional Chinesa, 219

Referências Bibliográficas, 223

Índice Remissivo, 225

PARTE 1

Nutrição | Integrando Conceitos

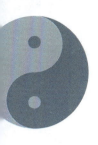

1

Nutrição Integrativa

Vera Salvo
Márcia Urbano

Ao longo da história da Medicina, diferentes modelos foram utilizados. O modelo biomédico, com uma medicina convencional, atualmente utilizado no ocidente, apesar de ter trazido soluções para problemas da saúde, há algumas décadas tem sido fonte crescente de insatisfação da população. Isso ocorre em parte devido à superespecialização nas diversas áreas da Medicina – fragmentando o ser humano e deixando de lado o olhar integral sobre o indivíduo – além de promover um distanciamento entre médico e paciente (Luz, Rosembaum e Barros, 2006).

No final da década de 1990, na tentativa de descrever um novo modelo de saúde que retratasse a integração dos diversos modelos terapêuticos, foi criado o termo Medicina Integrativa (MI) (Otani e Barros, 2011). A MI é definida como uma abordagem médica orientada para a cura, em que a ausência da doença não é o foco do tratamento, e sim o bem-estar do paciente.

A MI visa abordar a pessoa em seu todo (**mente**, **corpo** e **espírito**), à semelhança da proposta deste livro, a partir da medicina Chinesa. Esta medicina não despreza a medicina convencional, mas agrega o melhor desta e da medicina complementar, estabelecendo um caminho de equilíbrio entre os diferentes saberes e experiências existentes (Lima, 2009).

Apesar do avanço tecnológico, da descoberta do genoma humano e de uma extensa lista de medicamentos lançados para os mais diferentes problemas de saúde, a frase imortal de Hipócrates "Faz do alimento o teu medicamento" nunca foi tão atual.

4 Parte 1 Nutrição | Integrando Conceitos

O ser humano e a Medicina se modernizaram, mas não atingiram o equilíbrio e, agora, em pleno século XXI, a partir da quebra de paradigmas na área da saúde, os profissionais nela atuantes buscam o caminho do retorno, da essência perdida em um mundo capitalista, imediatista, que visa à busca do prazer, do consumo desenfreado, de escolhas nem sempre racionais que levam à doença e tentam aplacar as "dores da alma".

A história do homem se confunde com a história da alimentação e a Nutrição, como ciência da saúde, acompanhando a medicina cartesiana dentro do modelo biomédico, depara-se com o avanço das doenças crônicas não transmissíveis. A essência do tratamento delas é a mudança de estilo de vida, no que se destaca a mudança do hábito alimentar. Inserida neste modelo, a atual abordagem da ciência da Nutrição – que mantém o foco na doença, reduz a visão do ser humano e não admite a multidimensionalidade do ser – já não é mais suficiente.

A alta tecnologia, e as intervenções terapêuticas de alta complexidade respondem por 30% da melhora de vida da humanidade. Os outros 70% são de responsabilidade do estilo de vida saudável (Miyahara, 2009). A época é de renovação da agricultura, da Medicina e da Nutrição. A partir de novos e antigos conhecimentos, mas com outros olhares, será possível ter escolhas mais adequadas para a vida e a saúde.

A lacuna deixada na prescrição nutricional cartesiana oportuniza diferentes propostas de nutrição, que, apesar de em sua maioria trazerem comprovações científicas, são muito radicais em suas propostas e, na maior parte das vezes, não conversam entre si.

O contexto é de quebra de paradigmas, de conflitos e de dúvidas. Dessa maneira, baseados na Política Nacional de Práticas Integrativas e Complementares (2006) e apoiados no parecer da Associação Dietética Americana (2011), com a firme convicção de que a Nutrição é, sempre foi e sempre será cuidado com o ser humano, que falamos a você, leitor, sobre a ***Nutrição Integrativa***. Essa é uma ampliação da perspectiva atual de conceber, fazer e atender em Nutrição, entendendo-a como cuidado essencial do ser e que o alimento e os nutrientes são forças dinâmicas capazes de interagir com os seres humanos nos níveis físico, mental-emocional, energético e espiritual.

Integrar significa: tornar inteiro/completar, inteirar, integralizar/Fazer entrar num conjunto, num grupo.

O corpo tem a capacidade de se curar. O estado de saúde é a soma diária de fatores como alimentação, água, exercício, sono, trabalho e estresse. A nutrição tem impacto decisivo na saúde, recuperação e prevenção de doenças.

Dentro dos mesmos moldes da Medicina Integrativa, a Nutrição Integrativa deve acolher a pessoa em sua totalidade. Assim, por mais benefícios à saúde que a ciência já tenha atestado em relação à alimentação vegetariana estrita, algumas pessoas podem não se adaptar mais a esta condição, o que se aplica também a outras correntes alimentares, as quais devem ser flexíveis para respeitar o universo de cada um.

A Nutrição Integrativa representaria o caminho do meio, respeitando e utilizando, conforme a história do indivíduo, diferentes saberes em relação à alimentação. A alimentação viva, p. ex., o crudivorismo, seria ótima para o indivíduo *Pitta*, mas inaceitável para uma pessoa *Vata*, da Medicina Ayurveda. Além disso, dentro da concepção de Nutrição Integrativa, o padrão alimentar poderia se modificar ao longo do tempo, de acordo com a fase, problemas, crenças que estivessem norteando a pessoa em dado momento.

Como Nutrição Integrativa, também não seria possível desprezar os aspectos religiosos, familiares, pessoais e profissionais trazidos pelo paciente, o que definiria o tamanho e a velocidade das transformações alimentares a serem processadas.

Essa nova proposta de Nutrição não deve ser entendida como Nutrição Alternativa ou Complementar, pois não ignora as teorias e os conceitos da Nutrição convencional, mas agrega a esta, com olhar crítico, o que há de melhor em ambas. Isso porque admite novas interpretações do papel e do efeito do alimento na vida do ser humano em todas as suas dimensões e em diferentes fases. Na Nutrição Integrativa o profissional honraria a todos os conhecimentos adquiridos e a outros que virão, e a nada desprezaria sem antes passar pelo crivo da razão (visão transdisciplinar). O prêmio Nobel de Química de 2011, Daniel Shechtman, em seu discurso menciona: "O bom cientista é humilde a ponto de estar disposto a considerar novidades inesperadas e violações de leis estabelecidas" (Leme, 2012).

Se somos o que comemos, uma vez que o estado de saúde ou de doença pode decorrer da qualidade e da quantidade de alimentos ingeridos em cada fase da vida, a Nutrição Integrativa deve promover a saúde

6 Parte 1 Nutrição | Integrando Conceitos

do indivíduo buscando evitar ou retardar o aparecimento da doença; pois é melhor e mais barato prevenir do que remediar!

Na prática da Nutrição Integrativa cabe a qualquer indivíduo a ingestão alimentar em menor quantidade, consumindo apenas o necessário, priorizando a qualidade do alimento, sua forma de apresentação e o ambiente em que a refeição é realizada.O profissional nutricionista que atua com a abordagem da Nutrição Integrativa auxilia o seu cliente a encontrar o equilíbrio alimentar com muita amorosidade e respeito.

Segundo diferentes autores, não existe energia viva em alimentos cultivados com defensivos agrícolas (Shinya, 2010; Cousens, 2008; Gonzalez, 2011), o que autoriza a Nutrição Integrativa a indicar o consumo de alimentos orgânicos, sempre que possível, bem como o consumo da maioria dos alimentos de forma crua e não cozida, sob pena de inativar enzimas importantes para a digestão. Da mesma forma, o consumo de carnes, em geral, deveria ser desestimulado para a própria saúde do indivíduo e do planeta.

Como características da Nutrição Integrativa, poder-se-ia resumi-la como uma alimentação natural, anti-inflamatória (com ausência ou mínima quantidade de carnes, pobre em gordura e rica em antioxidantes), desintoxicante, ativadora do sistema imunológico, colorida, variada, com boa apresentação, consumida em pequena quantidade, predominantemente orgânica e realizada com consciência, com mastigação suficiente para saborear bem os alimentos e com boa ingestão de água, respeitando a natureza e ao próximo.

A fim de cuidar do corpo, da mente e do espírito, a Nutrição Integrativa precisa considerar a respiração, a meditação, a ioga, a eutonia, a escrita reflexiva, dentre outras terapias, para facilitar a cada indivíduo o encontro consigo mesmo, com sua essência, o porquê deve cuidar de sua saúde, qual o papel da alimentação em sua vida, como ferramentas de cura, de ligação com a vida, com o outro, com o cosmos. É preciso lembrar que a alimentação é uma escolha e deve ser um ato consciente, visando saúde e bem-estar para ser perene.

Nas diferentes correntes alimentares e medicinas há caminhos possíveis para resgatar a humanização no ato de comer, melhorando a saúde e a qualidade de vida do ser humano de maneira integrada e gerar novos recursos terapêuticos no atendimento clínico nutricional. É na escuta plena do cliente que a sabedoria do corpo poderá indicar a essência dos desequilíbrios a fim de apontar os caminhos para a saúde (ninguém conhece melhor seu corpo do que você).

Convido você para trilhar o caminho dos Terapeutas de Alexandria para que haja cada vez menos descompasso entre o que somos e o que pensamos, entre o que pensamos e o que dizemos, entre o que dizemos e o que fazemos (Leloup e Boff, 2007). O planeta necessita de profissionais e pessoas que sejam o que ensinam e que pratiquem o que recomendam aos que os procuram. "A doença começa quando se deixa o SER em favor do TER; saúde e vitalidade aumentam na direção do SER" (Leme, 2012).

Espero que nos encontremos nesse caminho!

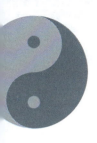

2

Corpo, Mente e Espírito

Andrea Maciel Arantes

Atualmente, parece *cult* dizer que o ser humano é a soma de corpo, mente e espírito. Com o advento da medicina integrativa nos Estados Unidos, uma profunda reflexão permeia todo o pensamento na área da saúde ao considerar os aspectos mentais e espirituais do ser humano.

Desde 1998, a Organização Mundial de Saúde (OMS) agrega o fator espiritual à definição de saúde, junto ao bem-estar físico, mental e social, compreendendo que ela também é um estado dinâmico. O conceito de saúde, portanto, está além da cura da doença e sua origem também se encontra nos valores humanos, como na capacidade de resiliência, no significado e na compreensão, que dão origem à salutogênese, como descreve Antonovsky (*apud* Moraes, 2006): "A salutogênese parte do princípio de que o ser humano vive em um constante equilíbrio dinâmico entre as funções orgânicas, as psíquicas e as espirituais".

Antes de pensar em tratar a doença, é preciso conhecer os meios de conquistar a saúde. Isso envolve não apenas se alimentar de modo adequado e praticar exercícios físicos, mas também buscar maneiras positivas de se relacionar, de pensar, de viver em um ambiente ecológico, de olhar a vida com humor e significado, além de praticar valores humanos como a gratidão, a empatia e o amor. Assim, é importante buscar meios diversificados para que a vida se torne verdadeiramente sustentável.

Por que buscar meios diversificados para tratar o ser humano? Não seríamos, em essência, todos iguais? Ao buscar maneiras de promover a saúde, é necessário considerar a multidimensionalidade do ser, que

10 PARTE 1 Nutrição | Integrando Conceitos

envolve os aspectos físico, mental, social e espiritual. Entender esse processo requer um novo diálogo do ponto de vista educacional, o que irá reverberar no âmbito da saúde e, posteriormente, em todos os segmentos.

Ao mesmo tempo que se ganha muito com as descobertas da modernidade, a educação, a política, a saúde e a sociedade em geral ainda seguem os moldes cartesianos em que tudo é separado e segmentado – atualmente, fragilizado.

É possível observar essa fragmentação em todos os setores: na política, quando um líder estadual não entra em acordo com o município, ou quando um arquiteto não se responsabiliza por questões ambientais, por exemplo. Por isso, a especialidade, proposta pelo meio acadêmico, e influenciada pelo pensamento cartesiano, criou uma visão muito estreita da complexidade do ser humano. O pensamento cartesiano, que por muito tempo permeia o intelecto e o comportamento da população, ainda nos leva a pensar de um modo absolutamente separatista, deixando-nos desintegrados. A desintegração não contribui para a vida e muito menos para a felicidade. Do mesmo modo que um alimento integral é composto de muito mais nutrientes do que um alimento processado, todos nós ficamos mais fortes e nutridos quando conseguimos integrar o corpo, a mente e o espírito.

Assim, é importante expandir a mente e o intelecto, para que o olhar para a vida seja cada vez mais sistêmico, amplo e expandido. Estar integrado é vivenciar o bem-estar em todos os níveis – *Essa não era a definição de saúde da OMS?*

Deve-se reconhecer que, para estimular a integração entre os seres humanos, as formações em saúde precisam se comunicar e associar os conhecimentos. Expandir esse olhar com a transdisciplinaridade, sobretudo na área da saúde, amplia todo e qualquer recurso de tratamento.

Sugiro aos profissionais que estudem e conheçam, também, outras disciplinas e modalidades terapêuticas que vão além do corpo e constatem que a verdade não está apenas na racionalidade. A recomendação ao público é para que pensem e observem se tudo o que se entende como Medicina está de fato lhes proporcionando saúde.

A saúde pública não depende apenas de médicos e do Governo, mas também da colaboração de todos, tanto do paciente ativo, dentro do seu processo terapêutico, como da atuação dedicada e integrada de todos os profissionais de saúde. Além disso, não basta apenas aprender com os novos conhecimentos: é preciso vivenciá-los, para então, *sentir* o que realmente faz bem.

Muitas vezes, a dor humana não está apenas no nível físico e a compreensão do ser humano como biopsicossocial-espiritual propõe um olhar profundo, que clama por um atendimento humanista, com visão sistêmica e, sobretudo, integrada. Assim, este livro oferece uma abordagem integrada da Nutrição. Trata-se de um modo de pensar que não está fundamentado nos moldes ocidentais e cartesianos, mas na visão holística dos orientais, os quais entendem o ser humano como corpo, mente e espírito.

Nesse sentido, existem várias maneiras de cuidar de uma doença ou de promover a saúde, cada uma em um sistema embasado por um referencial teórico e por evidências empíricas ou científicas.

Dessa maneira, uma doença pode ser entendida sob diversos sistemas: da medicina convencional, da medicina antroposófica, chinesa, tibetana, indígena, indiana, entre outros. Não existe apenas uma maneira de pensar; há sistemas completos e diferenciados para a promoção e o cuidado em saúde, e todos os tipos de cuidado que estimulam o processo de cura de alguém são válidos desde que supram a sua necessidade. Cada um tem méritos e falhas: enquanto o olhar ocidental é microcósmico, cortando e delimitando para se aprofundar no assunto (isso foi o que proporcionou muitos benefícios ao longo da história), o olhar oriental é macrocósmico, ou seja, vê o todo a partir de uma parte, ampliando a visão para o entendimento do campo energético e promovendo a saúde com métodos naturais. Tanto o olhar micro como o macrocósmico são válidos e necessários, logo, cabe à população fazer sua livre escolha.

A Medicina é baseada em evidências e, atualmente, tudo está sendo revisto, tanto a sabedoria milenar da acupuntura e da fitoterapia, p. ex., como os mais recentes estudos sobre o câncer, afinal, muito do que se sabe sobre saúde (e doença) ainda pode ser empírico.

No entanto, a ausência de evidências não significa ausência de efeitos. Por essa razão, a respeito da dietoterapia chinesa, é o adepto quem vai dizer se é válida ou não para sua vida. É importante lembrar que a verdadeira cura é a que os norte-americanos chamam de *healing* (estado de total recuperação da saúde física, mental e espiritual) e não apenas *cure*, a remoção dos sintomas. Curar consiste, também, em aprender a mensagem que a vida trouxe em um pacote chamado doença. Encontrar sentido e significado pode trazer consciência e contribuir significativamente para a saúde.

Há milênios, o pensamento oriental já considerava o ser humano de maneira integrada, a partir de uma visão sistêmica e inspirada na natureza. Na atualidade, as evidências científicas acerca da medicina tradicional chinesa estão sendo amplamente comprovadas por meio de pesquisas em todo o mundo. Integrar corpo, mente e espírito é o caminho que a ciência acaba de descobrir para manter a vida. Nos próximos capítulos, vamos entender como os orientais contribuíram para isso.

PARTE 2

Princípios da Medicina Tradicional Chinesa

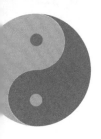

3

Introdução à Medicina Tradicional Chinesa

Andrea Maciel Arantes

A sabedoria chinesa para a vida é mundialmente conhecida. Há milênios, os chineses estudam a saúde observando as manifestações da natureza. Para tanto, eles têm como base o livro *Huang Di Nei Jing*, o Clássico do Imperador Amarelo. "A medicina chinesa foi moldada durante a Dinastia Han, de 200 a 220 d.C." (*apud* Mole *et al.*, 2007):

> *Ela é o resultado de uma elaborada proposta para a recuperação e manutenção da saúde, a partir de ideias provenientes do Naturalismo, Confucionismo e principalmente do Taoísmo, pois naquele tempo nenhuma distinção era feita entre religião, filosofia, ciência e medicina.*

É importante ressaltar que o conceito de espírito inserido neste livro é oriundo do Taoísmo, vigente na China nos primórdios da medicina tradicional chinesa. Portanto, é fundamental entender a herança filosófica que influenciou o pensamento dos chineses.

O Taoísmo é fruto de uma tradição oral, transmitida de mestre para discípulo. *Lao Tzi* é o principal nome atribuído ao Taoísmo. Para os taoístas, a vida é a busca pelo *Tao*, pela harmonia e pelo que se chama de "verdade, caminho ou absoluto" (Cherng, 2010). Esse caminho é permeado pela fusão com a unidade. Para eles, a vida se funde no todo, conforme relata o mestre taoísta Wu Jyh Cherng (2010): "Para os chineses antigos, os ensinamentos espirituais precisam ser aplicados na vida cotidiana. Não se realiza um caminho espiritual negando a vida".

Assim, a busca dos chineses pela harmonia com o todo, com a divindade e com a Unidade se estendeu:

- À política, com a figura do Imperador, que era respeitado como divindade.
- À estratégia e ao planejamento, influenciados por Sun Tzu em *A Arte da Guerra*.
- À arquitetura, decoração e urbanismo, influenciados pelo *Feng Shui*, que visa à harmonia das energias existentes em um ambiente.
- Às artes marciais chinesas externas e internas, como o *kung fu*, de Shaolin, o *tai chi chuan* e o *I Ching*, de Fu Xi, que também deu origem à astrologia, à numerologia e à medicina tradicional chinesa.

Todas essas artes eram caminhos para conquistar a harmonia e a paz interior. Na saúde, o meio proposto para alcançar a tão desejada longevidade culminou com o que se conhece como medicina tradicional chinesa.

> A medicina tradicional chinesa foi desenvolvida para dar condições de saúde aos seres humanos e estimular a longevidade. No Oriente, a longevidade é símbolo de sabedoria, pois só vem para quem sabe cuidar bem de si mesmo. A saúde na China foi amplamente influenciada pelo Taoísmo, uma tradição que, acima de tudo, valoriza a vida e olha o ser humano de modo integral. Por isso, o conceito de saúde, dentro da cultura oriental, envolve o cuidado tanto do corpo como do espírito.

Em chinês, a palavra "saúde" é formada por dois radicais 健 e 康 (Figura 3.1). O primeiro, *jian*, significa saudável e o segundo, *kang*, significa pacífico, estar em paz. Para os chineses, ter saúde significa sentir-se em paz, o que também se atribui ao espírito, conforme o Capítulo 13 do *Su Wen*: "Ter os espíritos é o esplendor da vida, perder os espíritos é aniquilação" (*apud* Mole, 2007).

Assim, toda terapêutica oriental tem por objetivo estimular a saúde, para preservar o corpo e o espírito; afinal, o corpo saudável é capaz de enraizar o espírito com lucidez e consciência.

A proposta de saúde da medicina tradicional chinesa envolve o uso de plantas medicinais, além de alimentação, meditação, massagem, práticas corporais e acupuntura.

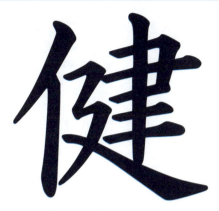

Figura 3.1 Ideograma *Saúde*.

Assim, é a fusão de corpo, mente e espírito que dá forma ao ser humano, conforme relata Cherng (2010):

> *Os mestres taoístas acreditam que todas as coisas são constituídas por três elementos básicos: físico, energético e espiritual. O elemento espiritual é a consciência, o energético se dá através das funções do qi e os elementos físicos são variáveis. Esses três se somam e se combinam e ainda estão relacionados com o céu, com o tempo, com a terra e com o espaço. As distintas combinações fazem com que cada indivíduo e cada elemento tenham características próprias e ritmos distintos de transformação.*

Desse modo, a proposta de nutrição da medicina chinesa é denominada dietoterapia chinesa e ela sugere uma nutrição integrando corpo, mente e espírito.

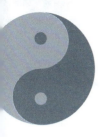

4

Yin Shi Zhi Liao Fa | Dietoterapia Chinesa

Andrea Maciel Arantes

A dietoterapia chinesa (*yin shi zhi liao fa*) é uma proposta terapêutica em que se utilizam bebidas e comidas na promoção de saúde e no tratamento de doenças. Este livro referencia a dinâmica dessa orientação nutricional em caráter terapêutico, com visão abrangente e integrada, podendo ser associada às demais modalidades orientais e ocidentais.

A dietoterapia chinesa não sugere uma nova dieta milagrosa, mas propõe a nutrição em diferentes níveis, a partir de aspectos energéticos. São considerados os aspectos físicos, mentais e espirituais do ser humano, evidenciando as características energéticas dos alimentos, sugeridos conforme as condições de saúde do indivíduo, que variam de pessoa para pessoa.

Essa abordagem sugere um profundo cuidado na escolha dos alimentos e vai além, ao mostrar que as necessidades fisioquímicas do ser humano também surgem por desarmonias emocionais e espirituais.

Com base nesse olhar, são sugeridas atividades integrativas que possam nutrir o corpo emocional e espiritual, ao mesmo tempo em que os alimentos são escolhidos para o corpo físico.

A respeito da dietoterapia chinesa, Chen (2007) descreve que:

> *A teoria e os princípios da dietoterapia chinesa estão de acordo com a visão de correspondência entre o corpo humano e o meio ambiente. Isso é um modo significativo de preservar a vida das pessoas. Embora os princípios não sejam absolutos, na prática, morno, frio, calor ou fresco devem ser considerados de acordo com as necessidades do indivíduo.*

20 PARTE 2 Princípios da Medicina Tradicional Chinesa

A sabedoria chinesa mostra que a mesma harmonia que há na natureza deve existir dentro dos seres humanos. O ser humano perde vida quando foge às leis da natureza, assim como a fruta apodrece depois de algumas semanas de colheita. Para entender a natureza de cada pessoa, a orientação alimentar pela dietoterapia chinesa é proposta a partir da coleta de informações peculiares para a medicina chinesa, como observação da língua, pulso, compleição, órgãos dos sentidos, sentimentos, hábitos de vida e preferências alimentares, entre outros.

Sabe-se que a água, p. ex., é muito mais do que H_2O. Ela leva informação, mensagem, energia, transforma-se conforme a temperatura e pode ser sutil como uma gota ou causar estragos como um maremoto. Da mesma maneira, na medicina chinesa, observa-se que os alimentos fazem muito mais do que saciar a fome. Eles carregam *qi* e estimulam as funções orgânicas. Por isso, têm características energéticas e nutricionais. Sob esse olhar, entende-se que o corpo é *yin*, substancial e material, ao passo que a mente é *yang*, energética e imaterial. O espírito humano se enraíza na fusão dessa dualidade. Logo, a nutrição deve considerar o ser humano em todas as suas dimensões: físicas, mentais e espirituais.

A alimentação é de extrema importância para a constituição do indivíduo, pois sustenta a mente e elucida o espírito. Além disso, nem sempre as necessidades são meramente fisiológicas. Muitas vezes, é preciso alimentar os desejos, os sonhos, os valores pessoais, a coragem e a esperança para encher o corpo de energia. Desse modo, também é necessário estar alimentado com afeto, atenção, compaixão. Afinal, as deficiências não são apenas nutricionais.

Já observou alguém que come compulsivamente ou que perde o apetite quando um ente querido falece? Para que se chegue à integridade, é preciso olhar além do físico.

A fisiologia humana é apenas o lado material da vida. Entretanto, ela também obedece às condições mentais e espirituais do ser humano. Quer se acredite em algo material ou espiritual, certamente todos têm vários objetivos. A vida é a oportunidade para alcançá-los, não importa o tamanho deles. Todos têm dificuldades, mas, para superá-las, é necessário estar com o corpo forte e com a mente clara. Para sustentar isso, é preciso ter vitalidade. Quem está por trás dessa vitalidade, segundo os orientais, é o *qi*.

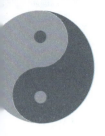

5
Qi | Energia Vital

Andrea Maciel Arantes

O ideograma *qi* é representado por duas imagens associadas (Figura 5.1). A base da figura representa um grão de arroz cozido, enquanto o topo tem uma imagem que simboliza o vapor. Enquanto o arroz cozido denota algo material e substancial, o vapor remete à ideia de algo imaterial e etéreo. A junção dessas imagens carrega a mensagem de algo simultaneamente material e imaterial, que está em constante movimento. Isso é o que os chineses chamam de *qi*.

A palavra que melhor define o *qi*, no Ocidente, é "energia". Afinal, o *qi* está em toda parte, mesmo que não possamos vê-lo.

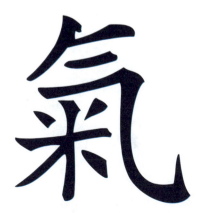

Figura 5.1 Ideograma *Qi*.

O conceito de *qi* permeia todas as terapêuticas chinesas. Seu ideograma demonstra que tudo no universo divide-se em matéria e energia, movimento e repouso, atração e repulsão, *yin* e *yang*. Em todas essas manifestações, há constante dinamismo.

No ser humano, o *qi* é a origem da vida. Ele é composto pelo *qi* pré-celestial (o *qi* do céu) e pelo *qi* pós-celestial (o *qi* da terra). Por isso, no *Su Wen*, lê-se que "a união do *qi* do céu ao *qi* da terra é chamada de ser humano".

O *qi* pré-celestial é a energia dada ao feto a partir do espermatozoide do pai e do óvulo da mãe. Segundo Maciocia (1996), "essa energia nutre o embrião e o feto durante a gravidez e depende da nutrição derivada do rim da mãe". Assim, todos recebem um *quantum* de energia para crescer e viver, desde a origem até a morte, como síntese da energia do pai e da mãe. O *qi* pré-celestial também é chamado de essência ou *jing*.

Durante a gestação, o feto é nutrido no útero pelo *qi* pré-celestial oriundo da mãe e do pai. Ao nascer, o bebê carrega essa energia consigo. É ela que manterá a vida primária do indivíduo.

O *qi* pré-celestial (*jing*) é a base da sustentação do corpo e da mente (*shen*). Para os chineses, a mente está no corpo humano e as funções energéticas dos órgãos vitais (*zang*) a sustentam. A mente (*shen*) é formada, portanto, pelo *qi* pré celestial e pelo *qi* pós-celestial.

No homem, o *qi* pré-celestial (*jing*) fica próximo aos rins; na mulher, próximo ao útero. O *jing* é responsável por nutrir e impulsionar todas as transformações da vida, como crescimento, desenvolvimento e reprodução. Na concepção chinesa, o *jing* também é matéria-prima para a formação da medula (*sui*), do cérebro (*nao*) e do sangue (*xue*). Ele também é gasto em todos os momentos da vida: digestão, menstruação, formação de sangue, atividades mentais, ejaculação e muitas outras atividades.

Uma vez que o *qi* pré-celestial (*jing*) é a herança energética que os indivíduos recebem dos pais, é importante poupá-lo, para manter a saúde. Como ele é gasto em praticamente todas as atividades, se um estilo de vida saudável for mantido, será possível evitar seu desgaste e, assim, viver muito mais.

Quem não tem um *qi* pré-celestial (*jing*) forte pode facilmente desenvolver doenças e desarmonias físicas ou mentais muito cedo na vida. Como exemplo, há pessoas jovens que têm o sistema imunológico enfraquecido, sofrem de doença rara ou comprometimento neurológico, bem como pessoas que apresentam debilidades ósseas ou infertilidade, entre muitas outras possibilidades. Esses indivíduos com deficiência de *jing* precisam cuidar ainda mais da alimentação e da respiração, cultivando o *qi* pós-celestial.

> Para poupar o uso do *qi* pré-celestial e postergar o envelhecimento, é importante utilizar o *qi* pós-celestial, que vem da alimentação e da respiração.

O *qi* pós-celestial é a energia adquirida por meio dos alimentos e da respiração, daí a importância que os chineses atribuem à maneira correta de se alimentar. É o *qi* que promove as atividades funcionais dos órgãos vitais e nutre a mente humana. Os órgãos vitais são os 12 órgãos principais na concepção oriental: fígado (*gan*), vesícula biliar (*dan*), coração (*xin*), intestino delgado (*xiaochang*), baço (*pi*), estômago (*wei*), intestino grosso (*da chang*), pulmões (*fei*), rins (*shen*) e bexiga (*pangguang*). Também são considerados órgãos o pericárdio (*xinbao*) e o triplo aquecedor (*sanjiao*), que serão abordados posteriormente.

Para manter a saúde, o organismo precisa do bom funcionamento de todos os órgãos. Entretanto, o baço (*pi*) e o estômago (*wei*) são os grandes responsáveis pela digestão e pela formação do *qi* pós-celestial.

Tudo o que se come é transformado em energia (*qi*), a qual, em seguida, é sintetizada em sangue (*xue*) para nutrir todo o organismo. Sem *qi*, não há vida. Por isso, é fundamental se alimentar.

Todas as funções dos órgãos dependem do *qi* que vem dos alimentos e da respiração. Assim, quando o corpo precisa de energia para realizar uma atividade, necessita da energia de um alimento, como uma planta carece de adubo para crescer. Quando não nos alimentamos corretamente, o corpo passa a gastar muito mais energia do *qi* pré-celestial (*jing*), justamente para que a vida possa ser mantida. Esse gasto excessivo de *jing* pode diminuir a expectativa de vida, pois o *jing* é como um reservatório de energia. Ele precisa durar muito, já que é gasto diariamente e não pode ser reposto. Assim, se a demanda for excessiva desnecessária, o resultado é a perda da longevidade.

É importante ressaltar que a saúde depende não só daquilo que o indivíduo já recebeu dos pais pelo *qi* pré-celestial, mas também da

24 PARTE 2 Princípios da Medicina Tradicional Chinesa

alimentação e da respiração, que formam o *qi* pós-celestial. O equilíbrio entre a formação de *qi* e seu gasto adequado contribui para o bem-estar do indivíduo, o que depende do cuidado que cada um tem consigo. Obviamente, isso não depende apenas de nutrição, mas também dos cuidados com a mente e o espírito. A comparação entre o *qi* pré-celestial e o *qi* pós-celestial está no Quadro a 5.1.

Quadro 5.1 Comparação entre o *qi* pré-celestial e o *qi* pós-celestial	
Qi pré-celestial	*Qi* pós-celestial
É herdado dos pais	É oriundo da alimentação e da respiração
Não é reposto	É reposto diariamente
Atua como base para a formação do cérebro, da medula, do crescimento e da reprodução	Dá suporte tanto às estruturas anatômicas como à fisiologia corporal
Dá suporte primário ao corpo físico e à mente (*shen*)	Mantém a vitalidade dos órgãos vitais (*zang fu*) e da mente (*shen*)

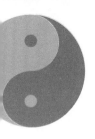

6

Yin e *Yang* | Dinâmica da Vida

Andrea Maciel Arantes

Como explicado no Capítulo 5 (*Qi* | Energia Vital), o *qi* é inerente à vida e está em tudo no universo. Ele apresenta duas características distintas: é funcional e energético, porque tem a característica *yang*, e também é substancial e material, pois tem a característica *yin*. Ora o *qi* pode apresentar-se com natureza *yang*, energético e sutil, ora com natureza *yin*, denso e material.

De maneira prática, *yang* é a energia, enquanto *yin* é a massa formada pela energia. Enquanto *yang* corresponde à função, *yin* corresponde à estrutura. Juntos, eles correspondem à dinâmica da vida – estrutura e função, matéria e energia. Por isso, *yin* e *yang* são faces de uma mesma moeda ou, ainda, do *qi*.

Na Figura 6.1, do *Tai ji*, as diferenças podem ser observadas: *yin* é o lado escuro do círculo e *yang*, o lado claro. Supondo que o círculo seja uma montanha em meio à natureza, p. ex., o lado *yin* está na sombra, em que a luz é difusa e o frio predomina, enquanto o lado *yang* é ensolarado, com uma luz que incide sobre ele e o aquece. Enquanto o lado *yin* tem movimento descendente, a parte clara tem movimento ascendente, nitidamente *yang*. Essas são as dualidades do *qi*, que representam a unidade e que, constantemente, sofrem transformações, assim como a natureza e o corpo.

No dia a dia, dorme-se quando está escuro (*yin*) e acorda-se quando está claro (*yang*). Essa é a dinâmica natural do ser humano. Quando existe uma inversão, o indivíduo dá sinais de insônia, por exemplo.

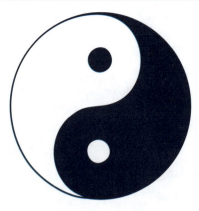

Figura 6.1 Ideograma *Tai ji*.

Esse problema pode surgir do hábito de deitar-se muito tarde, o que, posteriormente, lesa as funções do organismo, forçando-o a trabalhar em um momento destinado ao descanso. Ele também pode surgir por desarmonias nos órgãos internos (*zang*), o que provoca hiperatividade tanto no corpo como no cérebro, impedindo que o indivíduo desfrute de uma noite tranquila. Com esse exemplo, é possível entender por que os chineses dizem que as doenças são desequilíbrios entre *yin* e *yang*.

Yin e *yang* também representam os estágios do *qi* e, dentro do corpo, a interação entre *yin* e *yang* corresponde a todos os processos fisiológicos. Na medicina chinesa, é comum dizer que o indivíduo pode apresentar estados de deficiência de *yin* ou de *yang* e excessos de *yin* e de *yang*.

Quando há deficiência de *yin*, trata-se de uma deficiência estrutural, em que os sintomas são visíveis e mensuráveis. Quando há uma deficiência de *yang*, trata-se de uma deficiência relativa às funções e às atividades de um órgão, cujos sintomas podem não ser visíveis nem mensuráveis, embora sejam nitidamente sentidos pelo indivíduo. A capacidade de sentir é uma função energética – e, portanto, *yang*.

Dentro do corpo, *yin* é a estrutura: sangue, fluidos corporais, músculos, ossos. E *yang* é a atividade dos órgãos internos. Um depende do outro, pois ambos são complementares, interdependentes e essenciais para a manutenção da vida. Maciocia (1996) afirma que:

> *Sem estrutura (yin), a função (yang) não é desempenhada; sem a função, a estrutura não teria a transformação e nem a movimentação.*

Nesse contexto, o *qi* exerce a função de promover as atividades de um órgão, enquanto o sangue (*xue*) exerce a função de nutrir o organismo. Portanto, a atividade funcional dos órgãos é *yang*, ao passo que a nutrição é *yin* e dá consistência à formação dos fluidos corporais, ou seja, as substâncias produzidas pelos órgãos internos.

Aos fluidos corporais, os chineses dão o nome de *jin ye*. Eles têm muitas funções, como umedecer os intestinos, as articulações, o cérebro e os pulmões. Alguns tipos de líquidos corporais são residuais, como o suor, a urina e as lágrimas. O acúmulo de líquidos corporais não é benéfico ao organismo e resulta em umidade patogênica (*shi*) e fleuma (*tan yin*).

Para ficarem mais claros o entendimento e a metodologia da dietoterapia chinesa, é fundamental a compreensão de *yin* e *yang*.

Para manter a vida e a saúde, o corpo humano busca o equilíbrio, que chamamos de homeostase. Na medicina chinesa, *yin* e *yang* respondem por esse equilíbrio dinâmico. Para compreender melhor, observe o Quadro 6.1.

Quadro 6.1 Características de *yin* e *yang*	
Yin	**Yang**
Escuro	Claro
Água	Fogo
Estrutura	Função
Nutre	Movimenta
Movimento descendente	Movimento ascendente
Concentra	Dispersa
Frio	Calor
Profundo	Superficial
Parte baixa do corpo	Parte alta do corpo
Órgãos	Vísceras

Yin e *Yang* têm quatro características fundamentais:

- **Oposição**: *yin* e *yang* são os opostos complementares que formam a unidade e estão em tudo o que há no universo. Sua definição, portanto, depende do referencial utilizado. Por exemplo, o que é quente pode resfriar-se e o que é frio pode esquentar.
- **Interdependência**: *yin* e *yang* são interdependentes e atuam em equilíbrio dinâmico, ou seja, um não existe sem o outro.
- **Consumo mútuo**: *yin* e *yang* atuam em equilíbrio dinâmico. Enquanto um lado aumenta, o outro diminui. Quando há exacerbação de *yang*, o calor resseca os fluidos e lesa as estruturas, contribuindo para a deficiência de *yin*. Quando há excesso de *yin*, há sonolência e debilidade. Na medicina chinesa, entende-se que todo desequilíbrio envolve a dinâmica entre *yin* e *yang*.
- **Inter-relacionamento**: *yin* e *yang* estão em constante mudança e se relacionam o tempo todo. *Yin* pode se converter em *yang* conforme seu estágio de desenvolvimento, assim como *yang* pode se converter em *yin*. Isso significa que, em qualquer uma das partes, sempre haverá uma semente da parte oposta (p. ex., alguém que foi magro durante anos pode vir a acumular gordura e ganhar peso, transformando seu corpo).

Yin e *yang* têm, ainda, diferentes estágios, que culminam na teoria dos cinco movimentos (*wu xing*).

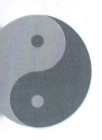

7

Wu Xing | Os Cinco Movimentos

Andrea Maciel Arantes

Uma das teorias mais populares da medicina tradicional chinesa é a dos cinco movimentos (*wu xing*). Ela é parte essencial da diagnose oriental e pode ser utilizada em tratamentos terapêuticos. A teoria dos cinco movimentos, mais do que tudo, é bastante didática e facilita a compreensão da fisiologia do corpo, da mente e do espírito na concepção oriental. Além disso, ela explica como ocorrem as transformações do *qi*. Kaptchuk (2000) diz:

> *Sistematizado por Zou Yen entre 3350 a.C. e 270 a.C. (...), os cinco movimentos são os cinco estágios do yin e do yang.*

Inicialmente, o ciclo dos cinco movimentos pode ser exemplificado observando-se a própria natureza, a partir das estações do ano e dos ciclos de noite e dia. A primavera representa o movimento Madeira, o nascer do sol; o verão representa o movimento Fogo, o meio-dia; o outono representa o movimento Metal, o pôr do sol; o inverno representa o movimento Água, a noite.

O movimento que intermedeia uma estação e a outra é o movimento Terra, quando um ciclo se prepara para se transformar em outro e mudar de estação, conforme cita Peter Mole (2007): "De sua posição central, a Terra é o pivô para todos os outros elementos que giram a seu redor".

Nenhuma transformação ocorre de modo repentino. Isso é visível na natureza e na fisiologia humana, quando os alimentos são convertidos em energia (*qi*) e, posteriormente, em sangue (*xue*). O autor acrescenta,

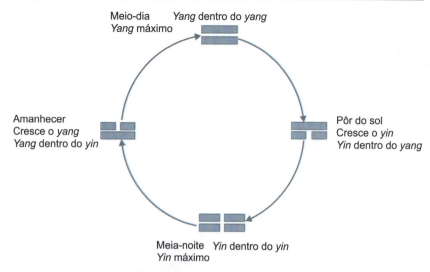

Figura 7.1 Ciclo dos cinco movimentos.

ainda: "A partir dessa âncora estável, a mudança e o crescimento podem acontecer. Nossos alimentos podem ser transformados e processados pelo estômago e pelo baço e convertidos em *qi*, o qual nutre o corpo, a mente e o espírito".

O Quadro 7.1 mostra o movimento e a direção do *qi*, bem como suas correspondências, que envolvem órgãos internos, emoções, cores,

Quadro 7.1 Movimento e direção do *qi* e suas correspondências						
Movimento	**Madeira**	**Fogo**	**Terra**	**Metal**	**Água**
Direção	Expansão	Ascensão	Transformação	Concentra	Descende
Estação	Primavera	Verão	Transição	Outono	Inverno
Órgão	Fígado	Coração	Baço	Pulmão	Rins
Víscera	Vesícula biliar	Intestino delgado	Estômago	Intestino grosso	Bexiga
Sentido	Visão	Tato	Paladar	Olfato	Audição
Excesso	Vento	Calor	Umidade	Secura	Frio
Emoção	Raiva	Euforia	Obsessão	Angústia	Medo
Cor	Verde	Vermelho	Amarelo	Branco	Preto
Sabor	Ácido	Amargo	Doce	Picante	Salgado

sabores, direção de energia e órgãos dos sentidos, os quais são entendidos como manifestações externas dos órgãos vitais, que constituem os cinco movimentos da medicina tradicional chinesa.

Como essa medicina foi amplamente inspirada no naturalismo e no taoísmo, os movimentos internos estão relacionados com as manifestações da natureza. No ser humano, as fases dos cinco movimentos são relativas aos estágios do *yin* e do *yang*.

Conforme a medicina tradicional chinesa, o ciclo dos cinco movimentos pode ser de:

- **Geração**: aqui, a vida nasce no Movimento Água, impulsionada pela atividade expansiva da Madeira, que cresce e gera o Fogo. O Fogo é apagado pela Terra e as cinzas viram minerais que descem à Terra e completam o ciclo.

- **Controle**: aqui, a Madeira controla as atividades da Terra, que controla as atividades da Água. A água controla as atividades do Fogo, que controla as atividades de Metal, que, por sua vez, controla a Madeira.

Na prática, a dinâmica entre o ciclo de geração e o ciclo de controle possibilita aos cinco movimentos a renovação constante, mostrando como se dá a dinâmica entre *yin* e *yang* em todas as fases da vida, tanto na natureza como no corpo.

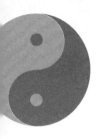

8

Shen | Consciência

Andrea Maciel Arantes

Os chineses atribuem ao coração (*xin*) a responsabilidade de abrigar a consciência (*shen*). Mas *shen* possui muitas atribuições.

Pode ser entendido como a face e a aparência exterior de alguém, o brilho dos olhos (*shenming*), seus movimentos, sua fala, sua presença e sua sensibilidade. Ao mesmo tempo, *shen* também está relacionado com as funções psíquicas, o pensamento, a comunicação, a consciência e a divindade de cada um. Na realidade, *shen* é a associação da consciência individual à consciência universal. Por isso, a palavra foi utilizada com o significado de espírito, por que a consciência é uma atribuição do espírito do indivíduo.

Os chineses explicam que os rins abrigam a essência (*jing*) e que esta essência contribui para a formação da consciência (*shen*), que por sua vez, contribui para a formação da mente. Dessa forma, os pais também contribuem para formação da mente dos filhos. Isso poderia explicar por que algumas doenças dos pais se repetem nos filhos como herança genética. Um exemplo disso é a depressão, que, entre as diversas explicações para sua origem, também é associada aos genes.

Um pai depressivo pode apresentar a doença por deficiência estrutural (*yin*) dos rins e do coração (*xin*). Afinal, a estrutura dá suporte às funções. Nesse caso, a falta de estrutura e de um bom *jing* para nutrir os órgãos internos é fator primordial para a debilidade psíquica do indivíduo. Assim, os filhos podem levar consigo a desarmonia provocada pelo pai ou pela mãe. Isso pode ser melhorado se o próprio filho trabalhar

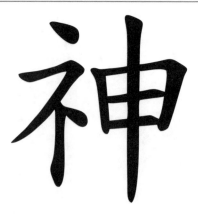

Figura 8.1 Ideograma *Shen*.

no sentido de fortalecer sua mente, com alimentação adequada, hábitos saudáveis e autoconhecimento. Mesmo que o filho não manifeste, diretamente, alguma debilidade ou predisposição, pode carregar um temperamento muito semelhante ao de seus pais, o que, de fato, não viria apenas pelo meio em que ele foi criado, mas também pela essência herdada (*jing*), que dá origem à consciência (*shen*) dele.

No entanto, é necessário ampliar o conceito ao dizer que a essência (*jing*) dos pais pode influenciar a consciência dos filhos. Existem fatores genéticos, mas, atualmente, já se sabe, por meio de pesquisas (realizadas especialmente pelo Dr. Bruce Lipton), que as células também são alteradas pelo ambiente em que vivem.

Assim, um indivíduo que acredita estar doente poderá vir a adoecer, ainda que não esteja verdadeiramente enfermo. O contrário também é verdadeiro, já que muitos indivíduos que apresentam predisposição genética para doenças muitas vezes não as desenvolvem. Nas palavras de Lipton (2009): "Se a mente interpreta mal os sinais do ambiente e gera uma resposta inadequada, a sobrevivência está ameaçada, porque os comportamentos do corpo ficam desequilibrados com o ambiente".

As crenças, os valores e o estilo de vida que cada um adota têm o poder de alterar significativamente a fisiologia corporal. Esses são fatores da **epigenética**. Novamente, a resposta do corpo à mente é uma atuação do *yang* (função) dentro do *yin* (estrutura).

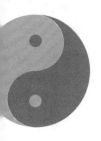

9

San Bao | Os Três Tesouros da Saúde

Andrea Maciel Arantes

A longevidade é de plena importância para os orientais e depende da saúde, a qual, por sua vez, depende do bom funcionamento do organismo. Entretanto, o que mantém esse resultado não é somente a dinâmica entre os exercícios físicos e a alimentação, mas também a harmonia da mente e da saúde que cada um tem e de quanto consegue conservá-la.

Segundo a medicina tradicional chinesa, são três as substâncias fundamentais para a vida: o *qi*, o *shen* e o *jing*. Enquanto *qi* é a energia que move o corpo, *shen* é a mente e a consciência, e *jing* a base energética para que exista vida.

Essas três substâncias vitais, *qi*, *shen* e *jing*, formam os três tesouros da saúde, conhecidos como *san bao* (Figura 9.1). A junção e a condição dos três tesouros determinam a saúde de uma pessoa. Portanto, assim como um tesouro, esses elementos precisam ser preservados.

No corpo, os três tesouros encontram-se nos três aquecedores (*san jiao*) ao longo do tronco, que são:

- **Aquecedor superior**: região do tórax em que estão o coração (*xin*), o pericárdio (*xin bao*) e os pulmões (*fei*), onde a energia (*qi*) é dispersa para atender o corpo todo.
- **Aquecedor médio**: região do abdome entre o esterno e o umbigo, na qual estão localizados o estômago (*wei*), o baço (*pi*), o fígado (*gan*), a vesícula biliar (*dan*), o intestino delgado (*xiao chang*) e parte do intestino grosso (*da chang*). O aquecedor médio é o grande responsável pela produção e pelo controle do *qi*.

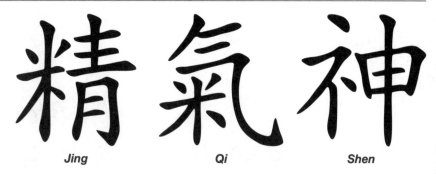

Figura 9.1 Três tesouros da saúde.

- **Aquecedor inferior**: região do baixo ventre, onde estão localizados os rins (*shên*) e onde está alojado o *jing* – a essência herdada dos pais. No aquecedor inferior, também estão a bexiga (*pang guang*) e os órgãos reprodutores. A força do aquecedor inferior controla o movimento descendente do *qi* da bexiga (*pang guang*) e dos intestinos.

A junção dos três tesouros, *jing*, *qi* e *shen*, dá forma ao corpo físico, mental e espiritual, conforme relata Flaws (1998):

> É dito em medicina chinesa que a essência (base material) se converte em *qi* (atividade funcional) e esse acúmulo se torna shen e espírito. Espírito, em medicina chinesa, se refere ao qi acumulado no nosso coração.

Portanto, na visão oriental, as três substâncias são responsáveis pela vida e entendidas como mente, energia e essência. Os chineses acreditam que o coração (*xin*) enraíza o espírito (*shen*), o que proporciona consciência para que a mente seja clara.

Além de dar suporte energético ao ser humano, o propósito dessas substâncias é manter a vida com consciência. Para os orientais, quando alguém sofre de perturbações do espírito (distúrbios do *shen*), pode naturalmente apresentar problemas mentais e emocionais, que são devidamente tratados pela medicina tradicional chinesa.

A associação da mente ao espírito do indivíduo é semelhante à medicina indígena, quando o pajé é chamado para tratar do índio na aldeia. Os pajés tratam do espírito do índio. Essas semelhanças não são meras coincidências e traduzem o pensamento de povos de origem xamânica, que, como os chineses, são profundamente ligados à natureza.

Na medicina tradicional chinesa, todos os transtornos psiquiátricos são tratados harmonizando a mente (*shen*) do indivíduo, associados aos demais princípios de tratamento que lhe proporcionem consciência, para que possa reagir e recuperar sua sanidade. Por isso, particularmente, acredito que a medicina tradicional chinesa trata com muito respeito os seres humanos, dando-lhes a condição de superação. Ganhar consciência dentro de um tratamento psiquiátrico é de suma importância, uma vez que o paciente também é responsável por seu processo de cura. Esses tratamentos envolvem o uso de plantas medicinais específicas (fórmulas chinesas), de acupuntura e das mais variadas atividades, que contribuem para o autoconhecimento e melhoram a dinâmica entre mente e corpo, que estão profundamente associados. Daí se percebe a perfeita interação entre o espírito, a consciência e o corpo.

Assim, o equilíbrio dos três tesouros (*san bao*) promove o que os chineses chamam de *shen ming*. *Ming* é brilho, luz, e *shen*, mente. Um indivíduo verdadeiramente saudável apresenta *shen ming*, ou seja, uma mente clara e lúcida para encarar os desafios da vida. Isso pode ser percebido também na compleição e no olhar.

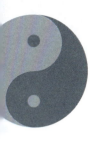

10

As Origens da Doença

Andrea Maciel Arantes

Um dos maiores objetivos em medicina tradicional chinesa é proporcionar a harmonia entre o corpo, a mente e o espírito do indivíduo.

Quando o indivíduo adoece, apresenta sinais e sintomas que são interpretados por um profissional, que os avalia e os classifica como síndromes. Para chegar ao entendimento da síndrome, é necessário compreender os fatores que levam ao adoecimento. Segundo Kaptchuk (2000), existem três categorias que estimulam a doença: "o ambiente, as emoções e o estilo de vida".

As origens do adoecimento são:

- **Fatores externos (*liu yin*)**: relacionam-se com os fatores climáticos, que propiciam a invasão de agentes patogênicos, como vento (*biao feng*), calor (*biaore*), secura (*biaozao*) e frio (*biaoban*).
- **Fatores internos (*qi qing*)**: são todas as emoções e sentimentos negativos vivenciados constantemente, como medo (*kong*), raiva (*nu*), euforia (*xi*), preocupação/obsessão (*si*) e tristeza (*you*).
- **Fatores mistos (*bu nei wan yin*)**: referem-se ao estilo de vida. Alimentação inadequada, excesso de atividade, lesão externa, contaminação por metais pesados, pestes ou parasitas, tratamentos de saúde inapropriados, insuficiência congênita, hábitos de vida e vida sexual desregrada.

40 Parte 2 Princípios da Medicina Tradicional Chinesa

Fatores externos

Estão relacionados com as condições climáticas as quais o indivíduo se submete. São classificados conforme quadros de excesso (*xu*) e afetam determinados órgãos, como relata Maciocia (1996):

> *O calor influencia o coração (xin), o vento influencia o fígado (gan), a secura influencia o pulmão (fei), a umidade influencia o baço (pi) e o frio influencia o rim (shen). O excesso dessas condições climáticas por um período prolongado pode afetar adversamente sistemas relevantes.*

Os fatores patogênicos podem ser de origem externa, oriundos do clima, ou podem ser de origem interna, provocados pela fraqueza dos órgãos internos. No Quadro 10.1, estão descritos os sinais de excesso (*xu*) por invasão de fatores patogênicos.

Um indivíduo saudável tem o sistema imunológico forte o suficiente para se defender dos fatores externos. Entretanto, ser ou estar saudável não depende somente da alimentação e da atividade física, mas também do quanto cada um "carrega" de fatores genéticos e epigenéticos.

Nestes estão incluídas as crenças, os valores e os pensamentos, pois também alteram a fisiologia corporal. A saúde também depende do quanto cada um cuida de si, englobando aspectos emocionais e espirituais.

Sabe-se, ainda, que o vigor mental fortalece o sistema imunológico e mantém o corpo em harmonia, uma vez que estados emocionais negativos podem afetar as funções dos órgãos internos (*zang fu*).

Quadro 10.1 Sinais de excesso por invasão de fatores patogênicos internos e externos	
Excesso	**Manifestações clínicas**
Calor	Região quente, urina amarelada, cheiro forte, sudorese intensa, erupções cutâneas, sensação de queimação e irritabilidade
Vento	Dores migratórias, tremor, rigidez aguda e repentina
Secura	Boca e pele secas, com rachaduras
Umidade	Secreção, muco, urina turva, sensação de peso, edema
Frio	Contraturas musculares, lábios cianóticos

Fatores internos

Na medicina chinesa, acredita-se que alterações emocionais constantes e nocivas causam desarmonias físicas, porque enfraquecem o funcionamento dos órgãos internos. Ao mesmo tempo, desarmonias físicas também podem desencadear sentimentos e emoções nocivas, haja vista que o oriental considera que a relação entre corpo, mente e espírito é de profunda união e, por isso, é constantemente influenciada.

Fatores mistos

Esses fatores dizem respeito a hábitos de vida, preferências alimentares, excesso de trabalho, prática de atividade física, sexualidade, traumas, lesões, existência de pestes ou parasitas, fatores genéticos e epigenéticos.

Apesar de não se referir à medicina chinesa, Dr. Hiromi Shinya destaca:

"A saúde depende de várias ações que realizamos todos os dias – comer, beber, fazer exercícios, descansar, dormir e manter a mente sã. Se houver um problema em qualquer uma dessas áreas, todo o corpo será afetado."

Nesse sentido, antes de escolher a dieta adequada, é preciso rever todos os hábitos, não somente os alimentares. Deitar-se tarde, trabalhar demais ou cultivar pensamentos e emoções nocivas, como o sentimento de culpa ou o desejo de vingança, também são atitudes que prejudicam a fisiologia do corpo. Assim, nada adiantará realizar uma refeição "orgânica e verde" se estivermos profundamente insatisfeitos com a vida. É óbvio que, desse modo, não nos sentiremos nutridos e qualquer sentimento de "falta" poderá alterar a fisiologia energética, contribuindo para o desenvolvimento de ansiedade, estresse e muitos outros problemas comuns na sociedade.

Com o tempo, o indivíduo passará a comer muito mais ou muito menos, pois o apetite é um dos primeiros fatores alterados, dependendo do estado emocional. Não por acaso, as pessoas têm dificuldade para seguir uma dieta: os novos hábitos alimentares seriam muito mais fáceis de seguir se as pessoas estivessem mais felizes ou em períodos tranquilos e estáveis em sua vida.

Antes de tudo, é preciso que cada um avalie do que está faminto e reveja os desejos, as vontades, os valores e as necessidades. É necessário olhar para aquilo que é essencial, já que o corpo, a mente e o espírito precisam do que é essencial. Mais do que isso torna-se toxina.

É fundamental observar, também, se não está havendo troca das necessidades internas simplesmente para adequação à sociedade. Talvez não seja necessário perder tanto peso, trabalhar tanto, comprar tanto. Talvez a atenção de alguém não seja tão imprescindível, talvez não seja preciso buscar fora aquilo que deve ser cultivado internamente.

Não se trata de julgar as necessidades alheias, mas, conforme a sabedoria oriental ensina, é importante simplificar a vida para viver bem e conquistar a longevidade. Quando a vida se complica, os problemas aumentam.

A modernidade está trazendo muitas coisas boas, mas apresenta muitas coisas ruins, também. Acumulam-se materiais, informações, comidas. *Será que é importante acumular tudo isso?* Simplificar também significa facilitar. A felicidade está no que é simples e não deve ser difícil de ser alcançada. A perfeição é complexa e inatingível, mas a felicidade é simples. Ela está aqui e agora. Então, respire e reveja suas necessidades.

Aquilo que está por trás dos anseios do ser humano também se repete na alimentação, porque, a cada novo dia, se renova a vontade de comer e, às vezes, se perde totalmente o apetite. Os chineses explicam que o baço (*pi*) e o estômago (*wei*) são os responsáveis pelo paladar, que também é alterado conforme nosso interior, o estado da mente e do espírito. Por isso, os fatores de adoecimento estão relacionados tanto com fatores externos (climáticos) como internos (emocionais) e mistos (hábitos de vida).

No Capítulo 11 (Emoções Destrutivas e Seus Antídotos), será abordado como as emoções negativas enfraquecem o corpo e debilitam os órgãos internos. Para conquistar a saúde, é preciso aprender sobre os sentimentos destrutivos e como lidar com eles, além de praticar valores humanos.

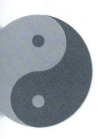

11

Emoções Destrutivas e Seus Antídotos

Andrea Maciel Arantes

Antes de explanar as emoções destrutivas e a forma como elas podem contribuir para o desenvolvimento de doenças, é importante ressaltar que a visão da medicina chinesa acerca do assunto é totalmente distinta dos conceitos da medicina convencional. No Ocidente, "as emoções afetam o sistema límbico dentro do cérebro, os impulsos nervosos são estimulados e, finalmente, alcançam os órgãos internos" (Maciocia, 1996). Isso coloca o cérebro no "topo da pirâmide" do corpo-mente.

> Os chineses entendem que as emoções também são respostas aos órgãos internos (*zang*) e a todo o organismo, porque, para eles, os cinco órgãos (fígado, coração, baço, pulmão e rins) têm características psíquicas interpretadas pelo cérebro, não se originando dele. Assim, as emoções e os sentimentos podem vir à tona tanto como uma resposta emocional como por desequilíbrios físico-energéticos.

Embora a medicina chinesa não explique todas as emoções que o ser humano possa sentir, ela indica em que área, inicialmente, a emoção vivenciada de maneira crônica pode afetar a vida de um indivíduo e lesar suas funções orgânicas. Isso porque o estímulo emocional provoca uma resposta energética, conforme Mole (2007):

44 PARTE 2 Princípios da Medicina Tradicional Chinesa

Quando as emoções são prolongadas, intensas, reprimidas ou não admitidas, elas se tornam uma causa de desequilíbrio no qi de uma pessoa (...). Os pacientes todos têm uma história pessoal que moldou sua personalidade única e criou desequilíbrios nos cinco elementos.

Nesse sentido, as emoções são naturais e fazem parte da vida dos seres humanos, tanto as positivas, como a alegria, quanto as negativas, como a raiva. O nível e a frequência em que elas ocorrem podem ser destrutivos, pois, a longo prazo, é possível que enfraqueçam os órgãos, alterando suas funções e contribuindo para a formação de fatores patogênicos, como o calor (*re*) e a umidade (*shi*).

Emoções destrutivas

- São vivenciadas por longo período (meses ou anos).
- São reprimidas, negadas ou suportadas em silêncio.
- Alteram negativamente a direção do *qi*.
- Lesam o funcionamento de um ou mais órgãos internos.
- Impedem a expressão e a liberdade de ser do indivíduo.
- Lesam a consciência, impedindo o crescimento espiritual.

Existem diversas emoções e a complexidade do ser humano, certamente, não cabe em nenhum livro. Neste capítulo, de modo simples, compartilho como a medicina chinesa explica a ação de determinadas emoções no corpo e como a prática dos valores pode ser um grande antídoto para amenizar emoções destrutivas.

Assim como os alimentos e as atividades nutrem o corpo, o conhecimento e as emoções positivas podem nutrir a mente, limpar os pensamentos e transformar as crenças limitantes adquiridas ao longo da vida, para dar espaço à paz e à felicidade. O conhecimento contribui significativamente para o aprendizado e a expansão intelectual. Afinal, ao conhecer algo novo, pode-se aprender a olhar a realidade de maneira diferente. Esse é um modo significativo de melhorar a vida e vencer muitos desafios, mas somente os valores e a prática espiritual podem nutrir o espírito. Isso é algo que pode ser praticado do lado "de fora", mas deve ser cultivado do lado "de dentro".

As virtudes aqui chamadas de valores humanos são atitudes que vêm da consciência, que, por sua vez, não é uma atribuição meramente intelectual ou racional, mas essencialmente espiritual. Ela é divindade dentro do ser.

> Já observou o que você sente quando se coloca no lugar de alguém? Não estou falando de pena, falo sobre ganhar consciência. É isso o que inicialmente ganhamos com todas as atitudes elevadas. Por isso, valores humanos como a paz, a paciência, a compaixão, a aceitação e o amor são virtudes que iluminam a consciência e acalmam a mente. Os valores são atribuições do espírito e, por isso, atuam como antídotos para todas as emoções destrutivas.
>
> Quantas vezes você observou que a raiva passou ao compreender verdadeiramente os fatos ou que a angústia diminuiu ao se inspirar em algo positivo? Pode parecer óbvio, mas a vida pode ficar mais leve se praticarmos as virtudes *antes* de tentarmos resolver os problemas que nos desafiam diariamente.

Emoções destrutivas surgem por conflitos internos causados em todos os momentos da vida, desde a infância até a velhice. Desafios, naturalmente, fazem parte da vida, mas é a resposta a eles que pode provocar emoções destrutivas. O espírito que habita cada um pode auxiliar na resolução de todos os conflitos internos se, pelo menos, conseguirmos entender a linguagem dele, poque a linguagem do espírito humano é a espiritualidade.

Desde 1998, a OMS tem a espiritualidade como fator de promoção de saúde, considerando que:

> *Espiritualidade é o conjunto de todas as emoções e convicções de natureza não material que pressupõem que há mais no viver do que pode ser percebido ou plenamente compreendido, remetendo o indivíduo a questões como o significado e o sentido da vida, não necessariamente a partir de uma crença ou prática religiosa.*

> O caminho proposto pela espiritualidade cria a necessidade de novos comportamentos dentro do indivíduo, o que pode expandir a consciência. A aceitação e a serenidade, p. ex., promovem tranquilidade, dando espaço para a paz, que, para os chineses, é sinônimo de saúde.

Nesse sentido, a compreensão e o significado são preciosidades que estão no interior do ser humano e que podem ser estimuladas no âmbito da espiritualidade. Buscar isso é atuar com a consciência diante dos fatos. Ao vivenciar constantemente valores humanos como a paz, a aceitação e o respeito por si mesmo, torna-se mais fácil compreender que todos os seres humanos possuem uma natureza espiritual e, assim, o campo da espiritualidade se torna, naturalmente, a base da vida. Em resposta a isso, ganha-se ferramentas para a superação de momentos difíceis. Por isso, não precisamos apenas de comida, mas também de elementos que nutram o espírito, como amor, compaixão, paciência, tolerância e tranquilidade. Cada um de nós deve fazer isso para manter-se vivo e, sobretudo, integrado.

São os valores humanos que traduzem a linguagem do espírito inerente a todos os seres, o que não está diretamente relacionado com a religião. O espírito, que os chineses chamam de *shen*, habita o coração (*xin*). Por isso, as atitudes também dependem do estado de saúde desse órgão. Logo, pode-se observar que o coração não tem apenas uma atribuição fisiológica, mas também mental e espiritual.

Sobre a sabedoria do coração e a fisiologia, o biólogo Bruce Lipton (2009) faz uma colocação importante sob o ponto de vista ocidental:

> *O coração é a interface entre a consciência e as respostas fisiológicas que geram emoções. Além do mais, eles (pesquisadores) descobriram que o impacto do amor em si é real e bioquimicamente mensurável (...). O cultivo dos sentimentos de amor, compaixão, carinho e afeto influencia a nossa fisiologia, de modo a fornecer-nos uma vida mais saudável, mais feliz e mais longa.*

Nesse sentido, é importante cultivar a espiritualidade e praticar valores humanos para iluminar o interior e para que emoções destrutivas não perturbem o espírito e a mente (*shen*). Na China Antiga, isso era feito, inicialmente, por meio de práticas taoístas, mas hoje cada um pode buscar o próprio caminho espiritual, artístico ou o que for possível para elevar a consciência.

A medicina chinesa entende que as emoções nocivas, quando vivenciadas frequentemente, alteram a direção do *qi* nos órgãos, cada uma à sua maneira. Assim, as emoções destrutivas podem tornar-se menos frequentes se houver a prática de atitudes positivas no dia a dia, disciplinando a mente e corrigindo o comportamento.

Ser paciente em um ataque de raiva, por exemplo, pode ser difícil, mas é possível trabalhar internamente para conseguir ser uma pessoa mais pacífica no dia a dia, a partir da compreensão, da tolerância e da cooperação com o outro. Isso contribui tanto para a resolução dos conflitos quanto para a sua saúde. É, também, agir de modo *yin*, dentro de um momento *yang*.

Raiva e frustração

Se estudarmos profundamente o sentimento de raiva, chegaremos aos sentimentos de frustração, irritação, decepção e ressentimento. Essas são as raízes da raiva.

No corpo, a raiva faz o *qi* ascender. Isso significa que ela é uma energia que sobe, perturba o cérebro e é percebida nitidamente na face. A medicina chinesa diz que todos esses sentimentos prejudicam o fígado (*gan*), porque ele deve, antes de tudo, comandar o livre fluxo de energia e harmonizar as emoções. Sentimentos fortes, como a raiva, desequilibram o fluxo do *qi*, aceleram a circulação sanguínea e desestabilizam a mente. Quando isso passa a acontecer com frequência, o indivíduo se torna irritadiço, intolerante e instável.

Além disso, quando a raiva não é explicitamente expressa, ela também desequilibra o fluxo de energia, que paralisa e causa estagnação, ou seja, o que deveria ser naturalmente fluido e expansivo, é reprimido. Repetidamente, isso torna o indivíduo inseguro e indeciso em suas atitudes. Isso também prejudica as funções do fígado (*gan*), afetando a digestão e a fluidez da menstruação, por exemplo.

O fígado (*gan*) relaciona-se com a primavera e o movimento Madeira. Isso significa que suas funções se assemelham ao movimento expansivo da estação, do vento e das árvores. A fluidez e a expansão pertencem à Madeira. Logo, se nos sentirmos tolhidos e frustrados, o movimento de expansão diminuirá, alterando a fisiologia energética do fígado (*gan*). Assim, é preciso aprender a ser flexível com os desafios e manter a fluidez, para que esses sentimentos não cresçam. Os antídotos para a raiva e a frustração são a flexibilidade e a criatividade.

Abrir a mente, buscar opções diferentes, mudar crenças limitantes e alterar padrões de comportamento podem auxiliar a desenvolver a flexibilidade. Com isso, a compreensão aumenta, o *qi* flui de maneira harmoniosa e o fígado (*gan*) agradece.

Euforia e anseio

A euforia e o anseio são estados emocionais de excitação excessiva, que lesam o coração (*xin*). Em geral, o entusiasmo é benéfico para a saúde e, especialmente, tonifica as funções desse órgão. Todos nos sentimos bem quando estamos entusiasmados, porque isso mobiliza o sangue dentro dos vasos e nos deixa "corados". Mas o excesso de estímulo agita demasiadamente a mente (*shen*) e, com frequência, enfraquece

48 PARTE 2 Princípios da Medicina Tradicional Chinesa

as funções do coração (*xin*), desequilibrando o organismo, p. ex., com a taquicardia.

Para trabalhar a euforia e o anseio, é preciso fazer uma atividade de cada vez, atentando-se ao momento presente e fazendo apenas o que estiver ao seu alcance. Muito da euforia interna que pode acontecer no dia a dia é decorrente dos anseios em relação ao futuro. Por isso, se houver o bom hábito de fazer somente o necessário no momento presente, vivendo o agora, os anseios podem diminuir.

A atividade física, a meditação e as terapias corporais auxiliam significativamente nisso. Os antídotos para a euforia são a aceitação, a paz e a simplicidade. Aceitar o que não se pode mudar, compreendendo os fatos e reduzindo as expectativas, partindo do que é simples e real, pode ajudar a manter a mente mais tranquila.

Preocupação e obsessão

A preocupação e o excesso de pensamentos, estudos e reflexão consomem muita energia do corpo, prendendo o *qi* e lesando principalmente o baço (*pi*), que é o grande "pai" do sistema digestivo, uma das origens do *qi* pós-celestial.

Do mesmo modo, a obsessão consome a energia e pode ser desencadeada pela fraqueza do baço (*pi*). Todos os transtornos obsessivos, principalmente os alimentares, estão relacionados com a fraqueza energética do baço (*pi*), que, inicialmente, é o responsável pelo paladar. Nesse sentido, a obsessão por doces é um sinal significativo de que esse órgão não depende apenas de alimentos, mas também de consciência.

Os alimentos, então, podem contribuir para o movimento positivo dos órgãos, a partir dos aspectos energéticos e da direção adequada do *qi*, e atitudes permeadas de valores humanos também favorecem a saúde.

Na realidade, o comportamento dependerá do que está sendo estimulado a partir das crenças, dos valores e dos sentimentos vivenciados constantemente. Por isso, o antídoto para a obsessão é a reflexão e o contentamento, que podem ser estimulados por diversos recursos, como a psicoterapia e arteterapia.

Tristeza e perda

Todas as emoções alteram a direção do *qi*. As positivas fazem com que ele flua harmoniosamente e contribuem para a manutenção da saúde. A dinâmica mente-corpo tem grande habilidade para levar os indivíduos à harmonia, mas as emoções vivenciadas de forma repetida passam a desgastar o organismo, com a direção do *qi* constantemente alterada.

Sentimentos crônicos de solidão e tristeza têm direção descendente e fazem com que o *yang* desça, quando, naturalmente, ele deveria subir. Pessoas com sintomas de depressão ficam desanimadas, têm deficiência de *qi*, apresentam respiração curta e, muitas vezes, estão indispostas para se relacionar. Na concepção chinesa, sentimentos como esses alteram a harmonia dos órgãos, especialmente dos pulmões (*fei*) e do coração (*xin*), que se localizam no tórax e atuam dispersando energia (*qi*) e sangue (*xue*) para o restante do corpo.

Assim, é essencial fazer exercícios respiratórios para mobilizar e circular o *qi*, evitando seu acúmulo, que pode desencadear os sentimentos de tristeza e angústia. É fundamental buscar algo que inspire e eleve o espírito e a consciência diante desses sentimentos. Os pulmões (*fei*) pertencem ao movimento Metal e precisam de energia concentrada e suficiente para a respiração. Tanto a inspiração fisiológica, caracterizada pela entrada de oxigênio pelo nariz e pela expansão do tórax, como a inspiração oriunda da elevação do espírito e da expansão da consciência são necessárias à saúde do pulmão e à harmonia do movimento Metal.

Outro sentimento que acomete principalmente o pulmão (*fei*) e o coração (*xin*) é a perda, que esgota o *qi* e compromete a vitalidade do indivíduo.

Por isso, valores como o desapego, a aceitação, a profunda compreensão da vida e a conexão espiritual podem elevar o espírito do indivíduo, aumentar a sensação de bem-estar e facilitar o caminho para o novo, minimizando o sentimento de solidão.

Medo e pavor

Quando alguém sente medo de forma crônica, secreta altos níveis de cortisol – corticosteroide produzido pelas glândulas suprarrenais, que ficam próximas aos rins (*shen*). O medo faz o *qi* descender. Portanto, vivenciar esse sentimento constantemente lesa as funções renais, porque o *qi* dos rins tem direção ascendente. O *qi* dos rins (*shen*) deve subir para auxiliar no sistema circulatório e nas funções dos outros órgãos vitais, como o coração, e o medo prejudica esse movimento. Não por acaso,

50 Parte 2 Princípios da Medicina Tradicional Chinesa

a quantidade de pessoas em estado depressivo é realmente alta nas grandes cidades, onde o índice de insegurança é cada vez maior.

O medo está em toda parte, o que desencadeia a produção excessiva de cortisol e altera quimicamente o cérebro, resultando em depressão e diminuindo a vitalidade do indivíduo.

Nesse sentido, é importante estimular valores como coragem, segurança e autoconfiança como antídoto para o medo e o pavor. Somente encontrando um lugar dentro de nós mesmos nos sentiremos verdadeiramente seguros – e esse lugar só pode ser descoberto por meio do autoconhecimento.

Particularmente, acredito que tanto a coragem como a autoconfiança só podem ser promovidas pelo amor e pelo acolhimento, que nascem no coração. É o verdadeiro amor, ensinado no campo da espiritualidade, que leva o ser humano a cultivar sentimentos positivos, que são os antídotos para o medo.

Depressão

Recentemente, uma pesquisa da Organização Mundial de Saúde, realizada junto ao Instituto de Psiquiatria da Universidade de São Paulo (USP), revelou que, na cidade de São Paulo, uma em cada quatro pessoas sofre de algum tipo de perturbação mental, que varia entre depressão, síndrome do pânico e ansiedade.

A depressão é uma doença que apresenta alterações químicas no cérebro do indivíduo e está relacionada com neurotransmissores, como serotonina e dopamina. Essas alterações provocam mudanças de humor, que vão do sentimento prolongado de tristeza ao pleno desespero. A doença tem os seguintes sinais: pensamentos dolorosos, falta de autoestima, agitação, ansiedade, falta de interesse no presente, insônia, perda de apetite e variações de humor, que pioram com o estresse.

Sabe-se que uma pessoa em depressão secreta altos níveis de cortisol. Esse hormônio é secretado em estado de medo ou perigo. Portanto, o depressivo vive em estado de medo crônico, o que o afasta de qualquer nível de felicidade e bem-estar. Por isso, na visão da medicina chinesa, o medo é um sentimento relacionado com os rins. Em estado de alerta, os rins estimulam as glândulas que secretam o cortisol e preparam o indivíduo para a defesa.

Em uma cidade como São Paulo, o medo está em todos os lados: no trânsito, no trabalho, nos relacionamentos e na saúde, dentre outros. Alguns exemplos são o medo de morrer e o medo de adoecer. Consequentemente, o cérebro é estimulado mais constantemente, provocando alterações químicas repetidas.

Em chinês, cérebro (*nao*) significa "mar de medula", pois a medula é um produto dos rins (*shen*), que nutre o cérebro. Além disso, os rins são a base do *yin* e do *yang*, ou seja, fornecem toda a energia para manter o funcionamento e a estrutura dos órgãos internos. Quando os rins estão enfraquecidos, todos os demais órgãos deixam de receber a nutrição adequada. Portanto, na visão oriental, a depressão é um sinal, não uma doença, e acomete o funcionamento do fígado, do coração e dos pulmões.

No fígado (*gan*), a depressão é caracterizada pela falta de criatividade, de ideias, de imaginação, de objetivos e de propósito de vida. A estagnação da energia do fígado leva o indivíduo a ter dificuldades de encontrar saídas para os problemas diários.

No coração (*xin*), a depressão é caracterizada pela falta de alegria e de interesse no presente além de grande sentimento de culpa.

Nos pulmões (*fei*), o sentimento crônico de angústia lesa as funções energéticas e provoca aperto no peito, respiração curta e desejo de morrer.

Segundo a teoria dos cinco movimentos da medicina tradicional chinesa, os rins controlam o funcionamento energético do coração. Sob o olhar oriental, o coração (*xin*) é a sede da consciência e ela, em si, é uma atribuição do espírito. O mau funcionamento energético dos rins (*shen*) também promove queda na força de vontade do indivíduo. Logo, cria-se um círculo vicioso e a depressão pode persistir. O intenso medo provoca sensações desagradáveis no coração (*xin*), que desolam a mente e perturbam o espírito do indivíduo.

A medicina tradicional chinesa trata a depressão, com eficácia, por meio da acupuntura e de fórmulas magistrais chinesas. Assim, são utilizados pontos que nutrem e promovem as funções dos órgãos em questão, além do uso de fórmulas chinesas, o que é altamente recomendado. Ervas frias e amargas acalmam a mente e nutrem o coração. Já as ervas mornas elevam o *qi*, melhorando quadros de humor. Todo tratamento na medicina chinesa, portanto, pode levar tranquilidade ao espírito, uma proposta de influência taoísta.

É importante ressaltar que corpo e mente não estão separados. Ainda que alterações aconteçam no cérebro, não são os neurotransmissores que provocam a depressão, mas o indivíduo, por diversas razões, que podem ser fisiológicas, emocionais e espirituais. Nesse sentido, a doença não será curada apenas com medicação, mas com um conjunto de atividades terapêuticas integradas, como tratamento médico, orientação alimentar, psicoterapia, práticas espirituais, além de artes e bons relacionamentos, formas reais de proporcionar felicidade.

Culpa e vergonha

O sentimento de culpa é percebido em muitos casos clínicos. Muitas pessoas não levam esse sentimento a sério e não imaginam como ele pode ser destrutivo. Segundo Maciocia (1996), "a culpa está completamente ausente dos livros de medicina chinesa". Entretanto, sabemos que esse sentimento desequilibra o organismo, pois o corpo é afetado todas as vezes que alguém é abalado emocionalmente.

A culpa pode causar estagnação do *qi*, ou seja, diminuir ou impedir o fluxo suave da energia e prejudicar as funções dos rins (*shen*). Quem se culpa retém a energia, o que contribui para o sentimento de insegurança, acometendo as funções renais e impedindo o fluxo harmônico do *qi*. Os chineses acreditam que os rins (*shen*) abrigam a força de vontade e a coragem do indivíduo. Por isso, o sentimento crônico de culpa lesa as forças internas dos seres humanos e também desestabiliza a mente, perturbando as funções do coração (*xin*).

A vergonha, por sua vez, além de contribuir para a estagnação do *qi*, também provoca o que os chineses chamam de afundamento do *qi*, pois atua com direção descendente. Quem sente vergonha olha para baixo, encolhe os ombros e, por vezes, se esconde, segurando a própria energia. Isso leva o aquecedor inferior a ficar estagnado, causando muitos desequilíbrios semelhantes ao medo.

A vergonha está muito mais relacionada às crenças do indivíduo do que com as situações difíceis em si; portanto, acomete rins (*shen*) e bexiga (*pang guang*). Lipton (2009) relata que, uma vez que entendamos o quanto de nosso comportamento é controlado inconscientemente pelas crenças dos outros, cada um de nós pode, legitimamente, libertar-se dos grilhões da culpa e da vergonha.

Todas essas emoções são destrutivas, porque prejudicam o funcionamento dos órgãos internos (*zang*), comprometendo a saúde do indivíduo. Essas emoções, quando vivenciadas de maneira crônica, podem provocar fatores patogênicos como o calor interno (*li re*). Por isso, para manter a saúde, é importante ir além da nutrição física e buscar a promoção total da saúde, que envolve a harmonia das emoções e a prática da espiritualidade, estimulando valores humanos.

PARTE 3

Alimentação e Nutrição

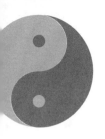

12

Impactos Socioambientais na Alimentação

Andrea Maciel Arantes

A nutrição humana pode ser impactada por muitos fatores, entre eles, o meio ambiente e o meio social. As condições de saúde, embora inicialmente individuais, também são resultado do sistema alimentar proposto pela própria sociedade, condicionado a agricultura, geografia, ecologia, cultura, economia e política. Afinal, não se vive sozinho e, por isso, o ser humano está sujeito ao ambiente em que vive.

Conforme o Guia Alimentar para a População Brasileira, de 2006:

> *Esses são fatores que afetam a saúde de todos. Se esses sistemas produzem alimentos que são inadequados ou inseguros, que aumentam o risco das doenças, eles precisam ser mudados. É aqui que se manifesta com maior propriedade o poder do Estado, no que se refere à proteção da saúde da população. O Estado, por intermédio de suas políticas públicas, tem a responsabilidade de fomentar mudanças socioambientais, em nível coletivo, para favorecer as escolhas saudáveis em nível individual ou familiar.*

Além de cobrar do Estado maior oferta de alimentos saudáveis, cabe à população, também, buscar uma alimentação mais ecológica e sustentável. Daí a necessidade de alimentos naturais e cada vez menos industrializados, reduzindo o lixo e dando maior espaço para os alimentos orgânicos.

No Brasil, os alimentos orgânicos e saudáveis ainda são mais caros. Sou vegetariana há mais de dez anos e encontrei desafios. No início, tive dificuldades para encontrar opções saudáveis fora de casa e nos

58 Parte 3 Alimentação e Nutrição

mercados, já que, naquela época, a oferta de opções vegetarianas era menor. A saída que encontrei para driblar essa dificuldade foi aprender a comprar mais nas feiras livres do que nos grandes supermercados. Além de conseguir boas ofertas, a opção de verduras e legumes era (e ainda é) muito melhor. Em muitas feiras, já é possível comprar alimentos orgânicos. Com isso, aprendi a consumir e aproveitar as frutas e os legumes da época e da região, consumindo-os de acordo com o período de colheita e podendo, assim, valorizar a agricultura local e reduzir meus custos.

Outra opção que facilitou meu caminho para uma alimentação mais saudável e sustentável foi aprender a cozinhar. Comprei diversos livros, testei receitas e aprendi a observar as características dos alimentos. Foi por isso que me apaixonei pelo olhar inteligente da medicina tradicional chinesa em relação aos alimentos. Hoje, cozinho pensando naquilo de que meu corpo precisa e na forma como determinado alimento pode contribuir para meu momento.

A possibilidade de cozinhar ampliou minhas oportunidades de nutrição quando eu não encontrava opções para comer bem fora de casa. Nos restaurantes, eu acabava por comer arroz, feijão, saladas cruas e algum legume cozido, todos os dias. Em casa, eu podia variar com verduras, legumes cozidos e arroz integral, além de preparar chás e receitas novas. Fiquei muito mais nutrida comendo em casa do que fora dela.

Mesmo com o aumento no consumo de alimentos orgânicos, saudáveis ou vegetarianos, esses alimentos ainda são mais caros nas prateleiras. As novidades feitas com cereais integrais, sempre com o *slogan* de "*light*" ou "integral", nem sempre são opções realmente melhores. Por mais que muitos produtos tenham "carinha saudável", eles são mais caros e talvez, mais nocivos do que alimentos naturais usados em sua receita caseira.

Entendo perfeitamente que nem todos têm condições econômicas de sustentar uma vida mais saudável, mas quero estimular os leitores a testar se ser saudável é, de fato, tão mais caro. Se houver economia na compra de industrializados, você poderá investir mais em alimentos naturais e na sua própria cozinha. Então, aproveite para testar novas receitas, bem como para compartilhá-las com os amigos ou com a família. Com certeza, quem vai ganhar saúde será você.

A propósito, embora a dietoterapia seja chinesa, isso não significa que sua alimentação deva ser com alimentos orientais ou chineses. Muitos alimentos da gastronomia oriental são realmente saudáveis, mas, nos próximos capítulos, você descobrirá que a maior parte do que se come no Brasil é benéfico à saúde e que não é necessário sustentar uma alimentação oriental para praticar dietoterapia chinesa. Aqui, selecionei alimentos que podem ser encontrados com facilidade em nosso país para sustentar uma vida saudável e coerente com nossa cultura.

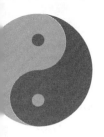

13

Doenças Relacionadas com a Alimentação

Andrea Maciel Arantes

Antes de explicar como determinadas doenças são oriundas da alimentação, é importante esclarecer como a medicina chinesa entende a doença, o que difere em muito de sua compreensão no Ocidente:

Segundo Dr. Henry Lu (1997):

> *A doença pode ser entendida de dois diferentes modos: primeiro, a doença pode ser definida como o oposto da saúde, o que significa que uma pessoa está doente ou saudável. Segundo, a doença pode ser entendida em termos de fraqueza (...). A segunda definição de doença é a usada na medicina chinesa, na qual os sintomas são tomados como importantes indícios para localizar a fraqueza da pessoa (...). Para viver por muito tempo, é necessário tornar fortes as pessoas fracas, de modo que elas não se tornem doentes tão frequentemente, o que é o primeiro passo rumo à longevidade.*

Portanto, além do olhar preventivo, a medicina tradicional chinesa entende o corpo como um sistema integrado e observa os sinais para identificar que órgãos estão enfraquecidos.

Geralmente, nas crises, os excessos e os fatores patogênicos, como frio, calor e umidade, são eliminados, enquanto nos tratamentos regulares, os órgãos doentes são fortalecidos. Dessa maneira, tanto a raiz como a manifestação são tratadas, o que contribui para fortalecer o sistema imunológico e possibilitar a condição de saúde necessária ao indivíduo, tornando forte seu organismo, de modo sadio e profundo.

A alimentação atua também para colaborar com o tratamento e com a saúde. Os alimentos podem nutrir, ajudar na expulsão de fatores

62 Parte 3 Alimentação e Nutrição

patogênicos e fortalecer os órgãos internos, conforme a necessidade do indivíduo.

Ao entender e identificar a origem do desequilíbrio, a doença, na visão oriental, é chamada de síndrome ou padrão de desequilíbrio e é classificada como *deficiência de* yang *dos rins, plenitude de calor no fígado, deficiência de* qi *do pulmão* etc.

A doença é uma desarmonia relacionada a determinados órgãos internos e é tratada a partir de um princípio de tratamento, com o objetivo de expulsar os fatores patogênicos ou fortalecer as funções do órgão debilitado. Em todos os casos, o indivíduo é avaliado. Portanto, é fundamental compreender isso, para não errar na escolha do tratamento e para entender por que determinados alimentos são ou não são escolhidos como proposta terapêutica.

Para os chineses, muitas vezes, o hábito de comer determinados alimentos contribui significativamente para o agravamento de uma doença, porque eles acreditam que a característica nutricional dos alimentos não é mais importante do que sua natureza e a direção de sua energia. O gengibre (*Zingiber officinalis recens*), p. ex., é bastante conhecido por suas propriedades medicinais e comumente utilizado para tratar resfriados. No entanto, sua natureza morna e seca agrava qualquer inflamação na garganta (amigdalite, faringite ou laringite). Nesse sentido, o gengibre deve ser utilizado *fora* da crise, ou seja, quando não há sinais de calor patogênico, como em uma inflamação. Quando consumido para tratar resfriado sem dor de garganta, o gengibre é altamente benéfico e tem a propriedade de dispersar o frio pela sudorese.

A seguir, estão descritas as doenças consideradas mais comuns e os alimentos adequados a cada uma delas, segundo a medicina chinesa, em caráter complementar. Além de modificar a alimentação quando uma doença surge, também é importante avaliar o indivíduo de modo único e não descartar o tratamento convencional, caso haja esse desejo.

Alcoolismo

O álcool tem sabor amargo, doce e picante, é altamente nocivo ao organismo. Sua natureza quente seca os fluidos corporais (*jinye*). Sabe-se que o álcool aquece e agita o organismo. Entretanto, o consumo frequente e as grandes doses da bebida danificam os órgãos internos (*zang*), principalmente o fígado (*gan*), o estômago (*wei*) e o coração (*xin*). O alcoolismo é uma doença que exige tratamento multidisciplinar.

Pela dietoterapia, é importante selecionar os alimentos que eliminam os efeitos nocivos do álcool, como tangerina, caqui, laranja, amora, maçã, nozes e amendoim. Posteriormente, é preciso dispersar os fatores patogênicos e, depois fortalecer o organismo com ginseng (*panax ginseng*) e alimentos que hidratem o estômago, beneficiem o baço (*pi*), acalmem a mente (*shen*) e recuperem as funções do fígado.

Anemia

A anemia é um estado de "vazio" do baço (*pi*), que dificulta a formação do *qi* e do sangue (*xue*), o que contribui para a fraqueza do indivíduo, que precisa ser fortalecido com tônicos de energia e de sangue. Bons exemplos são *alimentos ricos em clorofila e ferro*, como os vegetais verdes em geral: espinafre, chicória e espirulina, além de *alimentos de origem animal*, como: carne bovina, frango, peixes e vegetais como *dang gui (angelica sinensis)*, ginseng (*panax ginseng*), abóbora, beterraba, uva, mel e geleia real.

Anorexia

A anorexia é uma doença delicada, que exige tratamento multidisciplinar. Em geral, a enfermidade é um sinal de profunda fraqueza do baço (*pi*) e do pulmão (*fei*), pois há grande distorção do indivíduo em relação ao próprio corpo. Por esse motivo, dificilmente o doente aceita comer. A anorexia pode ser tratada com alimentos de natureza doce, como ginseng, mel, raízes, tubérculos, carnes magras e ovos.

Ansiedade

Segundo a medicina chinesa, as causas da ansiedade são muito variadas. De maneira ampla, a doença lesa os cinco órgãos internos (*zang*) e perturba significativamente as funções do fígado e do coração. Portanto, os alimentos que beneficiam esse quadro são os frescos, que têm direção descendente e que acalmam a mente, como maçã, ostra, cebola, laranja, aspargos, arroz integral, aveia, abacate e nozes. Aqueles que sofrem de ansiedade crônica devem evitar, também, o consumo frequente de estimulantes, como café, bebidas alcoólicas e alimentos muito condimentados.

Artrite

A artrite caracteriza-se por uma inflamação nas articulações. Na medicina chinesa, ela é entendida como uma síndrome dolorosa obstrutiva (síndrome bi), por invasão de vento, frio ou umidade patogênica. A acupuntura tem sido bastante eficaz no tratamento da artrite, pois mobiliza os fatores patogênicos, eliminando as dores em diversos casos. Em dietoterapia, os alimentos para tratar a doença devem ser de natureza refrescante, a fim de dispersar os fatores patogênicos e facilitar o movimento do *qi* ao longo dos canais (de acupuntura), dos tendões e das articulações.

Em casos crônicos, o fortalecimento das articulações envolve tonificar o *yin* inserindo-se grãos integrais, ovos e oleaginosas na alimentação. Alimentos inibidores de cálcio (café, álcool e cigarro) também devem ser evitados, para a saúde dos ossos. Os alimentos para artrite são: geleia real, tofu, figo, mel, ostra, ervilha, pera, romã, nozes, melancia, inhame, cevada perolada, alface e abacate. Em casos de profunda atrofia associada à artrite, acrescente frango ou peixe e alimentos ricos em ômega 3 como o óleo de linhaça.

Arteriosclerose

A arteriosclerose ocorre quando placas de gordura se acumulam na parede das artérias, comprometendo a circulação sanguínea. Em medicina chinesa, isso significa que há umidade patogênica (*shi*) nos vasos. Nesse sentido, é importante, antes de tudo, evitar alimentos muito doces e gordurosos, que formam umidade patogênica (*shi*), como os laticínios. Além disso, o ideal é acrescentar à alimentação produtos que favoreçam a circulação, como berinjela, alho, aipo, cebola, tomate, feijões, cogumelos, milho, semente de girassol, uva e algas. As sementes de linhaça e quinoa também são excelentes aliadas para combater a doença. Há, ainda, a clorela, que pode reduzir o colesterol e melhorar a resposta à doença.

Cálculos biliares

A formação de cálculos biliares ocorre quando o excesso de colesterol impede o livre fluxo de *qi* e a bile não é suficientemente secretada. Nesse caso, é importante escolher alimentos que mobilizem o *qi* do fígado, como a berinjela, além de alimentos que dispersem umidade patogênica e ajudem a reduzir os cálculos, como aipo, acelga, água de coco, agrião, broto de alfafa, feijão azuki, maçã, melão, pera, limão e rabanete. O óleo deve ser substituído por óleo de linhaça. Essa indicação é válida somente para cálculos de tamanho inferior a 1 cm.

Cefaleia

Na concepção chinesa, a cefaleia tem muitas origens, que estão classificadas dentro das três origens da doença. *A priori*, as dores de cabeça são diagnosticadas a partir de características como local da dor, tipo de dor, frequência em que a dor surge. De modo geral, em dores mais fortes, é necessário que o calor patogênico desça. Por isso, é necessário escolher alimentos de natureza descendente, como maçã e espinafre. A hortelã também é benéfica, por sua ação refrescante e dispersiva. Em dores fracas na região frontal, o estômago deve ser fortalecido.

Cistite

A cistite ocorre quando há infecção bacteriana na bexiga, geralmente identificada em medicina chinesa como calor e umidade patogênica. Os alimentos que dispersam esses fatores patogênicos e melhoram estados de cistite são os de natureza fria e refrescante, como pepino, pera, melancia, broto de bambu e cevada perolada.

Cólicas menstruais

Na concepção chinesa, as cólicas menstruais ocorrem por estase de *qi* e de sangue (*xue*). Eles podem estagnar por várias razões, seja por frio patogênico, seja por fatores emocionais, como a frustração. Esses fatores debilitam as funções do fígado e alteram o fluxo menstrual coordenado por ele. Quem sofre de cólicas menstruais pode se beneficiar consumindo alimentos que movem o sangue, como feijões vermelhos, *goji berry*, alho, batata-doce, cebolinha, cenoura, espinafre, cúrcuma, ervilha, soja, missô, espirulina, broto de alfafa, beterraba, alcachofra, aspargos, linhaça, mel, repolho, banana, ameixa e todas as sementes.

Constipação intestinal

A constipação pode surgir por diversas razões, que vão desde alimentação inadequada e sedentarismo à deficiência de sangue (*xue*). Os alimentos que contribuem para os movimentos intestinais (e movem o *qi*) são: arroz integral, melão, batata-doce, nozes, bardana, mel, espinafre, figo, amora, gérmem de trigo, banana, pêssego, abóbora, cravo, quiabo, repolho e todas as oleaginosas.

Diabetes

O diabetes ocorre quando o pâncreas é incapaz de produzir insulina para o organismo, aumentando a glicose no sangue. Em medicina chinesa, isso é entendido como deficiência nas funções do baço (*pi*), que também compreendem as funções do pâncreas. Por isso, os diabéticos são incentivados a reduzir o açúcar. O baço (*pi*) deve ser fortalecido com inhame, cará, ginseng e abóbora, mas eles não devem ser consumidos juntos e devem ser sempre cozidos ou assados, para facilitar a digestão e o desempenho do baço (*pi*). Os laticínios devem ser evitados para evitar a formação de umidade patogênica (*shi*). A cebola, o alho, o shitake, a cenoura e a canela ajudam a baixar o nível de açúcar no sangue. Os melhores alimentos, portanto, são alimentos integrais, aipo, cenoura, inhame, abacate e ameixa.

Diarreia

Denomina-se diarreia, as fezes amolecidas expelidas com frequência maior que o normal. Sua origem pode ser variada. Casos crônicos envolvem a fraqueza das funções do baço (*pi*), enquanto casos agudos envolvem invasão de vento frio, acompanhada de dor abdominal e sensação de peso. Assim, os melhores alimentos para as duas condições são de direção ascendente e natureza morna, como gengibre, alho, canela e especiarias em geral. O baço também deve ser fortalecido com vegetais verdes e raízes.

Fadiga

A fadiga é entendida como exaustão, que pode ser ocasionada por diversos fatores, dentre eles a sobrecarga de trabalho e a alimentação inadequada.

Nas situações de fadiga, a deficiência de *qi* é muito grande, sendo necessária a reavaliação da rotina, das atividades e da alimentação. Alimentos como o ginseng, a semente de abóbora e o suco de uva integral são grandes tônicos e auxiliam no ganho de energia de maneira saudável.

Gastrite

A gastrite é uma doença nitidamente relacionada à alimentação, seja pelo consumo de alimentos inadequados, pelo excesso de comida ou de medicamentos, pelo estresse durante as refeições ou pelo consumo frequente de alimentos que levam à formação de mucosidade (*tan yin*) e calor, como doces industrializados e alimentos condimentados. Na gastrite, o suco gástrico é geralmente produzido para maturar os alimentos digeridos. O uso constante de antiácidos atrapalha a saúde do estômago e não resolve o problema em si. O estômago é uma região naturalmente ácida e deve permanecer assim justamente para proteger o organismo e matar as bactérias contidas nos alimentos ingeridos todos os dias.

Quando o estômago não consegue maturar devidamente os alimentos, os resíduos alimentares se acumulam. Esse acúmulo frequente de resíduos leva à formação de muco e calor. Nessa fase, o indivíduo sente sede e queimação após as refeições. O chá de espinheira-santa pode ajudar nesse momento, além de sessões de acupuntura, que, em geral, resolvem rapidamente a questão. Alimentos ácidos não são indicados nesse momento.

Com o passar dos meses, se o indivíduo não se cuidar, o calor patogênico poderá secar os líquidos orgânicos e tornar o estômago ainda mais ácido, acarretando um quadro crônico de gastrite e esofagite, levando à deficiência de *yin* do estômago. Nesse caso, será necessário escolher alimentos que tonifiquem o *yin*, além de não deixar de se alimentar por longos períodos. São benéficos os alimentos que auxiliam na produção de fluidos, ou seja, alimentos úmidos e refrescantes, como morango, amora, tofu, ervilhas, pepino, repolho e espinafre.

Hipertensão

A hipertensão arterial (HAS) ocorre quando há frequente elevação da pressão sanguínea, o que altera a harmonia dos órgãos internos (*zang*). Os hipertensos são comumente incentivados a reduzir o consumo

68 PARTE 3 Alimentação e Nutrição

de sal, praticar exercícios físicos e diminuir o estresse. Nesse sentido, os alimentos sugeridos são os que baixam naturalmente a direção do *qi*: aipo, amora, aspargos, algas, caqui, cogumelos, espinafre, figo, maçã, pera, melancia, melão e milho.

Obesidade

Estudos recentes mostram que o ganho de peso está associado a estados de inflamação crônica e sistêmica. Na visão oriental, um processo inflamatório está relacionado à estagnação do *qi* e à presença de calor interno (*re*). A estagnação pode impedir que os fluidos mais densos sejam eliminados e fazer com que eles se acumulem e formem umidade patogênica (*shi*). Os obesos devem tratar da mente não só para perder peso, mas também para buscar identificar as razões que os levam a ganhar peso. Cada corpo carrega uma história, a história de cada um. Ele registra o histórico de alimentação, das emoções, das vitórias, das lutas e das derrotas, assim como carrega informações dos pais e dos antepassados. Por isso, é importante buscar, também, o autoconhecimento.

Para quem deseja perder peso, rever a alimentação e a rotina é fundamental. Os alimentos que ajudam nesse processo são: abacaxi, canela, cará, grãos de soja, fava, inhame, peixes, shitake, tâmara e vagem.

> Ao longo da vida, é sua força interna e sua luz que vão guiar seu caminho, mesmo quando estiver doente. Tudo o que vivemos de bom ou de ruim deixa marcas no corpo, na mente e no espírito. Busque o tratamento adequado ao que você precisa e não deixe de se alimentar de perdão e amor-próprio.

Atualmente, manter-se saudável em todos os níveis tornou-se um desafio para todos. Atentar-se aos horários das refeições, escolher ou preparar os alimentos, mastigá-los corretamente e manter a mente tranquila podem ser um grande obstáculo no cotidiano das pessoas. O *Guia Alimentar para a População Brasileira* (2006) destaca a importância de buscar hábitos saudáveis para a manutenção da saúde:

> *A saúde deve ser vista como um recurso para a vida, não como o objetivo de viver (...). Evidências científicas mais recentes mostram que a saúde pode estar muito mais relacionada com o modo de viver das pessoas do*

que a ideia anteriormente hegemônica de sua determinação genética e biológica. O sedentarismo e a alimentação não saudável, o consumo de álcool, tabaco e outras drogas, o ritmo da vida cotidiana, a competitividade e o isolamento do homem nas cidades são condicionantes diretamente relacionados com a produção das chamadas doenças modernas. Por isso, a resolução ou a redução de riscos associados aos problemas alimentares e nutricionais ampara-se na promoção de modos de vida saudáveis e na identificação de ações e estratégias que apoiem as pessoas a serem capazes de cuidar de si, de sua família e de sua comunidade de forma consciente e participativa.

Ainda que os sentimentos e os hábitos de vida possam influir e desencadear problemas alimentares, é muito comum observar que costumes herdados pela sociedade também são fatores que influenciam na escolha dos alimentos.

Em 2005, o médico japonês Dr. Shinya, em seu livro, relatou uma pesquisa feita por ele. Como gastroenterologista, Dr. Shinya observou as diferenças entre o aparelho digestivo de pacientes americanos e japoneses. O médico observou que a alimentação típica da sociedade americana contribuiu sensivelmente para as desarmonias do sistema digestivo: "com uma alimentação baseada em carne vermelha, o cólon dos norte-americanos era claramente mais rígido e curto do que o dos japoneses. Além do estreitamento do lúmen, protuberâncias semelhantes a anéis tinham se formado em determinadas áreas". Ele acrescenta as sensíveis diferenças encontradas nos japoneses em meados dos anos 1960 e depois dos anos 1990:

> *A partir de 1961, quando o leite foi introduzido no Japão nas merendas escolares, as pessoas passaram a consumir laticínios como queijo e iogurte diariamente (...). Hoje, em franca deterioração por causa dos hábitos alimentares, os intestinos dos japoneses, antes limpos, agora se parecem muito com os intestinos dos americanos, cuja alimentação é à base de carne.*

É comum observar que, em uma família, todos comem de maneira semelhante, ainda que com algumas particularidades. Por isso, muitos hábitos podem ser difíceis de mudar, em razão da sociedade em que se vive. Assim, cuidar da alimentação ou torná-la mais saudável requer um esforço inicial, que vai além da cultura em que se vive. Aprender a cozinhar pode facilitar esse caminho: compre alimentos naturais, vá para a

70 PARTE 3 Alimentação e Nutrição

cozinha e inove nas receitas para seus familiares. Organização, disciplina, paciência e dedicação são valores que nos fazem bem e que devem ser estimulados na hora de cozinhar e de cuidar de si.

Tão importante quanto a comida escolhida é a mastigação, o processo inicial da digestão. A respeito do assunto, Dr. Shinya relata:

> *O alimento que não é suficientemente mastigado sobrecarrega o estômago e o intestino, produzindo indigestão, bloqueando a absorção de nutrientes vitais e causando uma infinidade de problemas digestivos. Não é raro que um probleminha, à primeira vista insignificante, acabe se transformando em doença grave.*

A nutrição adequada proporciona o *qi* necessário para fortalecer o corpo e contribuir para a formação da essência, "pois o *jing* e o *qi* são os fundamentos essenciais da mente (*shen*)" (Maciocia, 1996).

Em medicina chinesa, quando alguém apresenta um desequilíbrio estrutural, como malformação óssea, entende-se que existe algum nível de deficiência na essência (*jing*). Em razão disso, o indivíduo pode apresentar dificuldades na formação do *qi* e do sangue (*xue*), pois o sangue é dependente da medula e do *jing* (essência pré-celestial). Por isso, os alimentos são importantes tanto para as atividades cerebrais, quanto para a manutenção da mente consciente. Isso tem sido corroborado atualmente com a comprovação de alimentos que beneficiam o cérebro, como as nozes e a linhaça. Da mesma forma, alimentos que beneficiam os rins (*shen*) fazem bem ao cérebro, porque o cérebro é uma víscera nutrida pelos rins (*shen*).

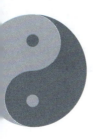

14

Alimentação como Recurso de Tratamento

Andrea Maciel Arantes

Embora a acupuntura seja o ramo da medicina tradicional chinesa mais conhecido no Ocidente, "a dietoterapia chinesa tem sua história documentada há mais de 2000 anos" (Flaws, 1998). Ela é o recurso mais próximo das pessoas e, segundo Flaws, "a cada dinastia, a dietoterapia recebe contribuições encontradas em obras de Qian Jin Yao Fang, Zhan Zhong-Jing, Sun Si Miao, Yin Shi XuShi, Liu Shi-Lin, Che Zi, entre outros".

> Segundo Sun Si Miao, mestre chinês da Dinastia Tang, "quando alguém está enfermo, primeiro é necessário reorganizar a alimentação e o estilo de vida. Na maioria dos casos, uma mudança significativa nesses setores já é o suficiente para que a cura se estabeleça; se isso não for suficiente, entram os demais recursos, como a acupuntura e a fitoterapia" (Flaws, 1998).

É importante ressaltar que, em dietoterapia chinesa, os alimentos são sugeridos conforme suas qualidades energéticas, não de acordo com suas características nutricionais, como zinco, proteínas, gorduras. Obviamente, os estudos da Nutrição não podem ser negados. Entretanto, na época em que a medicina chinesa surgiu, não havia o conhecimento técnico, nem a classificação dos alimentos em micronutrientes ou macronutrientes e o estudo da direção do *qi* permaneceu como fator principal na escolha de alimentos, ervas e bebidas para tratamento, sobretudo porque esse é o olhar que permeia o pensamento oriental.

72 PARTE 3 Alimentação e Nutrição

Com base nisso, ainda que o fígado (*gan*) esteja enfraquecido, p. ex., outros órgãos podem ter contribuído para isso e qualquer tratamento fundamentado na visão oriental será direcionado à harmonia de todo o sistema, de modo que não prejudique os demais órgãos.

A identificação da síndrome, em medicina chinesa, portanto, é algo que determina o princípio do tratamento, podendo ser realizada em etapas.

A prática da dietoterapia chinesa é semelhante à acupuntura, cujos pontos selecionados envolvem não apenas o canal do órgão afetado, mas também outros canais de energia (*jingluo*). Assim, de maneira prática, os alimentos são escolhidos para o fortalecimento do órgão doente, podendo influenciar harmonicamente outros órgãos.

A dietoterapia, dessa maneira, consiste em combinar um conjunto de alimentos e atividades que vão retardar a desarmonia apresentada pelo indivíduo, proporcionando-lhe o equilíbrio necessário, conforme a visão oriental. É importante ressaltar que os alimentos apresentam ação menor e mais fraca em relação às ervas e que, quando há uma doença estabelecida, fórmulas magistrais chinesas também são recomendadas e sugeridas de maneira individual.

Assim, como um ponto de acupuntura não é indicado apenas para uma doença, os tratamentos são sistêmicos e demandam regularidade, persistência e disciplina, tanto do profissional como do cliente.

Dessa forma, o tratamento em medicina tradicional chinesa que associa a dietoterapia chinesa também é feito a partir da natureza da doença, levantada pela anamnese. Doenças que evoluem para baixo, como diarreia, são tratadas com alimentos cuja direção do *qi* é ascendente, enquanto doenças que evoluem para cima, como a hipertensão e a vertigem, são tratadas com alimentos cuja direção do *qi* é descendente.

Conforme citado anteriormente, a alimentação é de suma importância na terapêutica chinesa e o alimento é considerado suporte não só para o corpo, mas também para a mente. Os alimentos possuem dois aspectos: *yin* – material, substancial e nutricional e *yang* – energético e funcional. É a junção deles, *yin* e *yang*, que proporciona a verdadeira nutrição.

No Quadro 14.1, há uma classificação dos alimentos em *yin* e *yang*. Para entender as características dos alimentos, é importante observar, também, as manifestações da natureza e respeitar as estações do ano.

Quadro 14.1 Classificação dos alimentos em *yin* e *yang*

Alimentos com características *yin*	Alimentos com características *yang*
Substanciais e materiais	Energéticos e calóricos
Têm mais sabor	Têm mais cheiro
São mais pesados	São mais leves
Facilitam a formação de sangue, músculos e ossos	Facilitam a formação de energia e impulsionam o metabolismo energético
Dirigem-se para baixo ou para o centro	Dirigem-se para cima ou para fora

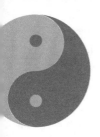

15

Alimentação conforme as Estações do Ano

Andrea Maciel Arantes

Uma das propostas da dietoterapia chinesa é acompanhar o ritmo das estações do ano para estimular o relacionamento harmônico do ser humano com a natureza e, com isso, facilitar o desempenho do *qi* dentro do corpo. Assim, os alimentos podem ser recomendados de acordo com as estações do ano, o que constitui, inclusive, uma ação sustentável para o planeta.

Segundo a teoria dos cinco movimentos (*wu xing*), cada estação do ano está relacionada com um movimento. A primavera está ligada ao movimento Madeira e ao sabor ácido; o verão está relacionado com o movimento Fogo e o sabor amargo, o outono relaciona-se com o movimento Metal e o sabor picante; o inverno, com o movimento Água e o sabor salgado. O período entre uma estação e outra está ligado ao movimento Terra e ao sabor doce. O Quadro 15.1 concede recomendações alimentares segundo as estações do ano.

Quadro 15.1 Recomendações alimentares segundo as estações do ano	
Estação	Aumentar
Primavera	Alimentos frescos e de sabor doce
Verão	Alimentos frescos e de sabor amargo
Outono	Alimentos úmidos e de sabor picante
Inverno	Alimentos mornos e de sabor salgado

76 Parte 3 Alimentação e Nutrição

É importante observar as condições climáticas e a necessidade de cada indivíduo. Em dias frios, independentemente de estarmos no inverno ou não, alimentos frios e crus devem ser evitados. Em dias quentes, alimentos como café são excessivamente estimulantes e podem não fazer bem a muitos, principalmente no verão. A regra, aqui, é buscar a harmonia com a natureza, observando-se e alinhando-se à estação do ano.

O que comer na primavera

O sabor doce, comum às frutas e aos vegetais, deve ser intensificado na primavera, para induzir a formação de *qi*. Vegetais verdes, em especial, favorecem a saúde do fígado (*gan*), órgão associado à primavera. Invista em couve, acelga, repolho, aspargos, espinafre e brócolis.

O que comer no verão

No verão, devido ao calor, os alimentos refrescantes e levemente frios são indicados para resfriar o organismo e diminuir a temperatura corporal. Outros alimentos também recomendados são camomila, chá-verde, alface, algas, acelga, lichia, nabo, palmito, pepino, rúcula e agrião.

O que comer no outono

No outono, a temperatura tende a ser mais fria e o clima, mais seco. O órgão que mais se ressente com isso é o pulmão (*fei*). Aqui, são recomendados alimentos que promovem fluidos, como pera, melancia, melão e pepino, mas, se você precisa fortalecer o *qi* do pulmão, os melhores alimentos são pêssego, damasco, arroz, agrião, rúcula e hortelá.

O que comer no inverno

No inverno, os alimentos de natureza morna são bem-vindos, para manter o corpo aquecido. O sabor picante impulsiona a circulação e os alimentos de sabor salgado concentram a energia, levando-a para dentro.

Bebidas frias e alimentos crus também devem ser evitados durante o inverno, para que não haja gasto excessivo de energia, uma vez que o corpo precisa conservar calor. Alguns alimentos recomendados são: pimentas, peixes, frango, azeitonas, canela, cardamomo, camarão, gergelim preto, brotos cozidos, nozes, castanhas, vagem, ovos de galinha e ovos de codorna.

É igualmente importante aproveitar a época de colheita, de acordo com os meses do ano, em sintonia com a natureza, conforme a região de moradia. No Quadro 15.2, há uma lista de vegetais e das respectivas épocas de colheita. A germinação e a frutificação desses alimentos podem sofrer alterações, em função do diferente clima de cada região do Brasil.

Quadro 15.2 Vegetais e sua época de colheita

Mês	Alimento
Janeiro	Abacate, abóbora, ameixa, banana, batata, berinjela, beterraba, cenoura, chicória, couve, espinafre, figo, jiló, laranja, limão, maçã, manga, maracujá, mandioca, melancia, melão, milho-verde, pepino, pera, pêssego, quiabo, rúcula, salsa, uva e vagem
Fevereiro	Abacate, abóbora, banana, batata, beterraba, caqui, cenoura, couve, figo, fruta-do-conde, jaca, jiló, laranja, limão, maçã, manga, maracujá, melancia, melão, milho-verde, pera, quiabo, rúcula e uva
Março	Abacate, abóbora-moranga, banana, berinjela, beterraba, caqui, cenoura, chuchu, couve-flor, fruta-do-conde, goiaba, jaca, laranja, limão, maçã, maracujá, melancia, melão, milho-verde, pepino, pera, quiabo, uva e vagem
Abril	Abacate, abóbora, abóbora-moranga, abobrinha, aipim, banana, batata, berinjela, beterraba, brócolis, caqui, cebolinha, cenoura, chuchu, couve, couve-flor, fruta-do-conde, goiaba, jaca, jiló, laranja, limão, maçã, maracujá, melancia, melão, milho-verde, pepino, pera, pinhão, quiabo, rabanete, uva e vagem
Maio	Abacate, abacaxi, abóbora-moranga, acelga, banana, batata, berinjela, beterraba, brócolis, caqui, cenoura, chuchu, couve, ervilha, espinafre, fruta-do-conde, gengibre, jaca, jiló, laranja, limão, mamão, mandioca, maracujá, morango, pimentão, pinhão, rabanete, repolho, tangerina, tomate e vagem
Junho	Abacate, abacaxi, abóbora, acelga, alface, agrião, banana, batata, beterraba, brócolis, caqui, cenoura, couve, couve-flor, ervilha, espinafre, gengibre, goiaba, jaca, jiló, laranja, limão, mamão, mandioca, maracujá, morango, nabo, pinhão, repolho, tangerina, tomate e vagem
Julho	Abacate, abacaxi, abóbora, acelga, agrião, aipim, alface, banana, batata, beterraba, brócolis, cará, cenoura, couve, couve-flor, erva-doce, ervilha, gengibre, inhame, laranja, limão, mamão, maracujá, morango, nabo, pimentão, rabanete, tangerina e tomate

continua

78 PARTE 3 Alimentação e Nutrição

Quadro 15.2 Vegetais e sua época de colheita (*Continuação*)

Mês	Alimento
Agosto	Abacaxi, abóbora, acelga, agrião, aipim, alface, banana, beterraba, brócolis, cará, cenoura, chicória, chuchu, couve, couve-flor, erva-doce, ervilha, espinafre, gengibre, inhame, jiló, laranja, limão, mamão, morango, nabo, rabanete, salsa, tangerina e tomate
Setembro	Abóbora, abobrinha, acelga, agrião, alface, banana, beterraba, brócolis, cenoura, chicória, chuchu, couve, couve-flor, erva-doce, ervilha, espinafre, mamão, melancia, morango, nabo, pepino, pitanga, salsa, tangerina e tomate
Outubro	Abóbora, abobrinha, acelga, agrião, ameixa, banana, batata, beterraba, brócolis, cebola, cenoura, chicória, chuchu, couve, erva-doce, ervilha, espinafre, jabuticaba, mamão, pêssego, pimentão, pitanga, quiabo, repolho, salsa, tangerina e tomate
Novembro	Abóbora, abacaxi, abobrinha, ameixa, banana, beterraba, brócolis, cebola, cenoura, chicória, couve, espinafre, goiaba, jabuticaba, laranja, mamão, melancia, melão, milho-verde, pepino, pêssego, pimentão, pitanga, quiabo, salsa, tomate, uva e vagem
Dezembro	Abóbora, abacaxi, banana, berinjela, beterraba, cebola, cenoura, chicória, chuchu, couve, espinafre, figo, laranja, mamão, manga, melancia, melão, milho-verde, pera, pepino, pêssego, pimentão, quiabo, salsa, uva e vagem

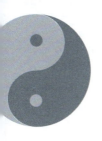

16
Metabolismo e Fisiologia Energética da Digestão

Andrea Maciel Arantes

Em medicina chinesa, nos referimos ao metabolismo, a atividade funcional conjunta dos cinco órgãos internos principais: fígado (*gan*), coração (*xin*), baço-pâncreas (*pi*), pulmões (*fei*) e rins (*shen*).

Os órgãos têm estrutura anatômica e, por isso, características *yin*. As funções, que são, tanto fisiológicas como energéticas, têm natureza *yang*. As vísceras têm a função de armazenar substâncias. São elas: vesícula biliar (*dan*), estômago (*wei*), intestino delgado (*xiaochang*), intestino grosso (*da chang*), bexiga (*pang guang*). Assim, todo o metabolismo exige tanto a atuação dos órgãos como a das vísceras e qualquer deficiência em suas funções pode atrapalhar o processo.

Para manter as funções, o organismo depende dos alimentos e do equilíbrio adequado entre as atividades e o repouso. Além disso, como vimos, as emoções destrutivas também prejudicam o funcionamento do corpo. Quando o processo digestivo se inicia, o estômago (*wei*) matura os alimentos, e quem dirige e dá força para que a digestão aconteça é o baço (*pi*). Segundo Peter Mole (2006):

> A compreensão chinesa das funções do baço difere muito do ponto de vista ocidental. As funções do baço (pi), de acordo com a medicina chinesa, são mais amplas e fundamentais para o funcionamento saudável do corpo, da mente e do espírito, incluindo algumas funções do pâncreas.

O baço (*pi*) é o grande responsável pela transformação dos alimentos – inicialmente em *qi* e, posteriormente, em sangue (*xue*).

80 PARTE 3 Alimentação e Nutrição

Segundo Maciocia (1996), "o *qi* do fígado também auxilia o *qi* do baço a ascender e o *qi* do estômago a descender". Assim, o alimento é enviado ao intestino delgado (*xiao chang*), que novamente separa os nutrientes em puros e impuros. A parte pura sobe para o tórax, no aquecedor superior, e se converte em sangue (*xue*) no coração (*xin*); a parte impura desce até o intestino grosso (*da chang*) para ser eliminada como fezes. Os rins (*shen*), então, filtram a ureia encontrada no sangue e a enviam para a bexiga (*pang guang*), a fim de ser excretada como urina.

Ainda durante o processo digestivo, enquanto a parte impura desce para os intestinos, a parte pura sobe para o tórax, integra-se à energia oriunda da respiração (*guqi*) e conduzida pelos pulmões (*fei*) e é sintetizada em sangue (*xue*) no coração (*xin*).

Para constituir a base do sangue (*xue*), o coração (*xin*) recebe parte da essência (*jing*), que é enviada pelos rins (*shen*). Assim, "a parte refinada se torna (*yin qi*), *qi* nutritivo e a parte grosseira emerge à superfície como *wei qi*. O *qi* nutritivo flui nos vasos sanguíneos e canais e o *qi* defensivo flui fora dos canais" (Maciocia, 1996).

A respeito do intestino grosso (*da chang*), é importante dizer que suas funções estão ligadas ao baço (*pi*). Segundo Maciocia (1996):

> *A teoria médica chinesa é, em geral, extremamente breve em relação às funções do intestino grosso. Isso não ocorre porque suas funções são importantes, mas pelo fato de que muitas das funções a ele atribuídas na medicina ocidental são atribuídas ao baço sob a perspectiva chinesa. O baço controla a transformação e o transporte dos alimentos e dos fluidos corporais por todo o aparelho digestivo, incluindo os intestinos delgado e grosso. Por essa razão, na patologia, sintomas e sinais como diarreia, distensão e dor abdominal são, frequentemente, atribuídos ao desequilíbrio do baço.*

Na Figura 16.1, há um esquema do modo como ocorre a transformação dos alimentos em energia e sangue, conforme a visão da medicina chinesa, e como os sabores influenciam o processo digestivo em si.

Fatores patogênicos oriundos da alimentação

Quando os alimentos não são devidamente transformados em energia nem eliminados pelo organismo, acumulam-se como resíduo. Essas substâncias residuais podem contribuir para a formação de fatores patogênicos, como calor (*re*) e umidade (*shi*), a qual, quando agravada,

Metabolismo e Fisiologia Energética da Digestão

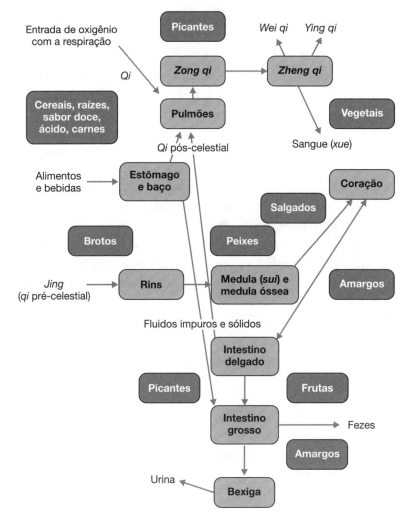

Figura 16.1 Metabolismo e fisiologia da digestão.

pode provocar mucosidade (*tan yin*) e frio (*ban*). Esses fatores ainda podem estar associados, como no caso de calor-umidade. Portanto, o nível de resíduos acumulados indica o grau de dificuldade em um tratamento.

A umidade patogênica (*shi*) é muito prejudicial ao organismo, por diversos motivos. Um deles é o fato de dificultar a circulação de sangue (*xue*) e energia ao longo dos canais (*jing luo*). Ela pode se instalar como

82 PARTE 3 Alimentação e Nutrição

edema, pode se agravar e formar fleuma, cistos, miomas, nódulos. Pode, também, ir para o cérebro, perturbar as funções cognitivas e embotar a mente (*shen*).

Parrott (2007), defende que estudos epidemiológicos em humanos fornecem evidências convincentes de que os padrões alimentares praticados durante a vida adulta são importantes contribuintes para o declínio cognitivo relacionado com a idade e para o risco de demência. As dietas ricas em gordura, especialmente as gorduras saturada e trans, podem afetar negativamente a cognição, enquanto as dietas ricas em frutas, legumes, cereais e peixe estão associadas a uma melhor função cognitiva. As gorduras saturadas, encontradas nas carnes e nos laticínios, portanto, não são as mais recomendadas para o cérebro.

A umidade patogênica (*shi*) ainda contribui para o ganho de peso. Ela se instala no organismo por meio de muco e toxinas oriundos da alimentação gordurosa. Um exemplo de umidade patogênica (*shi*) é o colesterol LDL.

Outros fatores patogênicos também comprometem a digestão, como o frio (*ban*) proveniente de alimentos excessivamente gelados, como presunto e sorvete, e o fogo (*huo*) oriundo de alimentos quentes, como bebidas alcoólicas.

Itens frios e úmidos, como sorvetes, também estimulam a formação de umidade patogênica e estão relacionados com doenças que descem, como prolapsos. Alimentos quentes, como bebidas alcoólicas, secam os líquidos orgânicos e relacionam-se com doenças que sobem, como cefaleias e vertigem.

Em chinês, o trato digestivo é chamado de *xiao hua dao* e significa "caminho para dispersão e transformação", porque, de fato, é isso o que acontece. Se ingerirmos algo de difícil digestão, o baço (*pi*), arcará com as consequências e terá de gastar muita energia na digestão, sentindo-se cansado após as refeições, por exemplo. Outro fator determinante que lesa as funções do baço (*pi*) é o excesso de doces, que faz com que o pâncreas e o fígado (*gan*) trabalhem muito mais do que deveriam.

Em medicina chinesa, as funções do baço (*pi*) estão profundamente relacionadas com as que são atribuídas ao pâncreas na visão ocidental. Maciocia (1996) relata que a descrição do baço (*pi*) pelos antigos orientais "se assemelha ao formato do pâncreas". Hoje, sabemos o valor do pâncreas na produção de hormônios fundamentais para a saúde.

Metabolismo e Fisiologia Energética da Digestão **83**

O sabor doce favorece as funções do baço (*pi*), mas o corpo precisa do doce saudável, aquele que vem de frutas e cereais, em doses fracionadas – por isso se come em diferentes momentos do dia.

Nos âmbitos emocional e mental, a obsessão, a preocupação e os estudos também consomem as funções do baço (*pi*), pois o próprio cérebro absorve energia para manter as atividades neurológicas. Não é por acaso que pensar demais também cansa e que é mais difícil raciocinar durante e após as refeições.

As pessoas sentem, também, mais desejo por doce quando estão preocupadas e ansiosas. É possível que o alimento de natureza doce, como o mel, seja consumido para melhorar a preocupação. No entanto, quando é constante, o consumo frequente do doce, principalmente industrializado, pode ser prejudicial. Os ansiosos podem se beneficiar de alimentos de natureza amarga, como jiló, chicória, maçã e palmito, bem como de alimentos de sabor doce que fortalecem o baço (*pi*), como abóbora, mandioca, batata-doce e inhame.

Nesse sentido, é importante mencionar que o indivíduo deve ser nutrido também em outras instâncias. Trabalhar a mente e a espiritualidade para encontrar sentido e significado na vida, evitar momentos de ansiedade e projeções que, muitas vezes, nem chegam a acontecer. Portanto, se você está muito preocupado e não consegue encontrar saída para alguma situação, tente fazer algo completamente diferente de sua rotina, tire o foco de sua mente do desejo pretendido, passeie no parque, medite, use sua criatividade.

A mente precisa de momentos tranquilos para que você possa usar sua intuição e encontrar saídas favoráveis aos problemas do dia a dia. Com a mente clara, a intuição chegará e, com o intelecto calmo, será possível transpor para a realidade aquilo que, até o momento, parecia inevitável. É importante, contudo, não postergar os planos, o que *também pode* causar ansiedade e preocupação.

Quando o baço (*pi*) não atua de modo adequado, o indivíduo dá sinais de indigestão, empachamento, indisposição, dificuldade para pensar com clareza, membros frios, fezes amolecidas, diarreia, sangramentos e acúmulos de substâncias, de gordura e de pensamentos. Esses sintomas clínicos são relacionados com as funções do baço (*pi*).

A perda de peso envolve muitos fatores que diferem entre si, conforme a característica constitucional da pessoa, que também pode ser de natureza *yin* ou *yang*, assim como os alimentos. O primeiro fator que dificulta a perda de peso é a deficiência nas funções do baço (*pi*), o que compromete todo o processo digestivo, desde a transformação à movimentação e à excreção dos resíduos. Muitos ganham peso não somente por comer mais do que sua necessidade, mas por lentidão do processo digestivo, na transformação e no transporte dos alimentos, funções que estão sob responsabilidade do baço (*pi*).

Obeso *yin*

As pessoas obesas de natureza *yin*, têm, internamente, o corpo muito úmido, frio e lento. Elas se cansam facilmente, ficam com as extremidades e os membros frios. Sua urina é abundante e a musculatura tende a ser flácida. Além disso, frequentemente retêm líquidos. A boca fica constantemente úmida e, com isso, elas não costumam sentir muita sede. Para estes indivíduos, é fundamental levar calor para o corpo, ou seja, consumir alimentos de natureza *yang*.

O obeso *yin* precisa de uma alimentação com especiarias, que facilitarão a digestão e irão aquecê-lo. Por isso, massas (pão, macarrão etc.) não são alimentos recomendados. Ele deve dar preferência a alimentos que secam umidade e aquecem o organismo, evitando os frios e úmidos. Sua alimentação deve conter, preferencialmente, itens de sabor amargo, doce e picante. É fundamental não abusar do sal nem do açúcar e tomar chás, como chá de hibisco e chá verde (*camellia sinensis*), que reduzem o inchaço e impulsionam o metabolismo. Eles também devem comer a maior parte dos alimentos levemente cozidos ou assados e praticar exercícios físicos diariamente.

Obeso *yang*

As pessoas que têm sobrepeso e natureza *yang* sofrem com o calor e a umidade. Elas podem ter metabolismo rápido, mas apresentam muitos sinais de calor, como facilidade para a formação de processos inflamatórios, agitação mental, erupções cutâneas, febre, boca seca, urina amarelada e constipação. São pessoas dinâmicas, de constituição física forte e que transpiram bastante. Elas também podem apresentar deficiências do baço (*pi*) associadas a desequilíbrios em outros órgãos, como o fígado (*gan*) e os rins (*shen*), o que resulta em alterações hormonais.

O obeso *yang* precisa de alimentos de natureza refrescante, e em alguns casos crus, até que os resíduos sejam eliminados (a melhora é vista quando os sinais de calor cessam). Alimentos que promovem fluidos e leguminosas devem fazer parte da nutrição diária. Pessoas com esses sintomas também podem se beneficiar do consumo frequente de ômega 3, que diminui processos inflamatórios, e de cápsulas de espirulina. É fundamental não consumir bebidas alcoólicas, alimentos condimentados e gorduras em excesso.

Para perder peso

Se você quer perder peso, diminua a quantidade de comida e elimine os alimentos frios, enlatados ou ultraprocessados. Pratique exercícios físicos regularmente e acrescente, em sua alimentação, raízes, sementes e grãos integrais. Coma nos horários adequados e habitue-se a beber uma xícara de chá morno depois das refeições. Invista no sabor amargo, para acalmar a mente e eliminar o desejo por doces e guloseimas. Sessões de acupuntura podem ajudar a melhorar as funções orgânicas e facilitar a perda de peso, direcionada, ainda, à acupuntura estética.

Para eliminar umidade patogênica (*shi*), que é entendida como secreções, edemas e sensação de peso, invista em gengibre, beterraba, inhame e cará (não todos juntos, um em cada refeição). Aproveite, também, para:

- Reservar alguns dias para consumir alimentos leves, como sopas e caldos.
- Ir ao nutricionista e receber orientação sobre a melhor combinação de alimentos para atender sua fome e sua necessidade de perda de peso. A visão da medicina chinesa pode contribuir muito para a dietética tradicional.
- Estimular seu metabolismo ingerindo alimentos de natureza morna e líquidos quentes, como os chás, bem como evitando bebidas frias.
- Manter a rotina e alimentar-se nos horários adequados, para o fortalecimento dos órgãos internos.
- Mastigar bem os alimentos, cortá-los em pedaços pequenos e consumi-los sempre cozidos ou assados.
- Estimular o corpo com atividade física, a fim de promover o *yang*.
- Cuidar de suas emoções e de seu espírito, para se sentir bem com seu corpo e com a pessoa que você é.

Além dessas dicas, a dietoterapia chinesa não sugere, em nenhum momento, que o indivíduo consuma alimentos excessivamente frios, como sorvetes ou gelatinas, ainda que sejam *light* ou *diet*. Isso porque o dano não está em sua composição nutricional, mas em sua natureza fria, que, a médio e longo prazos, enfraquece o baço *(pi)*, um órgão que preza pelo calor e detesta umidade. Alimentos como esses resfriam demasiadamente o corpo e podem contribuir para o acúmulo de frio *(ban)* e mucosidade *(tan yin)*.

Os vegetais devem ser levemente cozidos e as frutas, ingeridas em temperatura ambiente, justamente para não lentificar a digestão e para preservar a energia dos órgãos internos. Segundo Flaws (1998), "ao comer algo cozido ou previamente aquecido, o baço *(pi)* gastará menos energia no processo digestivo", porque se entende que o corpo precisa de calor para que as transformações sejam realizadas pelo sistema digestivo.

Com relação aos sucos, é interessante não consumi-los gelados, dando preferência a sucos naturais e orgânicos. Isso também vale para frutas: é importante retirá-las da geladeira com antecedência, caso sejam conservadas lá, antes de consumi-las.

Na visão oriental, quando o baço *(pi)* está enfraquecido, deve-se evitar o consumo de carne vermelha e lácteos. Esses alimentos demandam muito do sistema digestivo e, caso o baço *(pi)* esteja enfraquecido, a digestão deles pode contribuir para a formação de umidade patogênica *(shi)*.

São os alimentos que ajudam na formação de *qi* e de sangue *(xue)*. O *qi*, portanto, serve para impulsionar as funções tanto do corpo como da mente *(shen)*, pois o *shen* também é sustentado pelo corpo. O sangue *(xue)* e os líquidos corporais *(jinye)* nutrem as estruturas, os músculos, os tendões, as articulações, o cérebro e os intestinos.

Por isso, muitas vezes, é mais fácil entender o processo digestivo conforme a visão oriental, para depois entender o papel do sabor e realizar a escolha dos alimentos. A nutrição e a transformação dos alimentos estão diretamente relacionados com o movimento Terra, que representa tudo aquilo que está em fase de transformação para a estabilidade.

Depois de entender como ocorre o processo digestivo, é importante saber *quando* comer antes de escolher *o que* comer. O próximo capítulo tratará desse assunto.

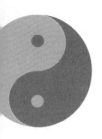

17

Horários para a Alimentação

Andrea Maciel Arantes

Embora este livro trate da dietética oriental, é possível encontrar semelhanças com a dietética ocidental, conforme o *Guia Alimentar para a População Brasileira*, de 2006:

- Refeições são saudáveis quando preparadas com alimentos variados, com tipos e quantidades adequados às fases da vida, compondo refeições coloridas e saborosas, que incluem alimentos de origem vegetal e animal.
- Para garantir a saúde, faça, pelo menos, três refeições por dia (café da manhã, almoço e jantar), intercaladas por pequenos lanches.
- A alimentação saudável tem início com a prática do aleitamento materno exclusivo, até os 6 meses de idade, e o complementar, até, pelo menos, dois anos, prolongando-se pela vida somado à adoção de bons hábitos alimentares.

É importante saber quais são os horários adequados para comer, tendo em vista a fisiologia corporal. Comer fora de hora pode comprometer o bem-estar e atrapalhar muitos objetivos, como perder peso, realizar atividades ou dormir. Na medicina chinesa, os horários para a alimentação são pontuados conforme a circulação energética do *qi*, que enaltece as funções dos órgãos internos (*zang*).

Segundo a medicina tradicional chinesa, o corpo humano precisa de três refeições ao longo do dia: afinal, o tempo todo consome energia – ao pensar, caminhar, trabalhar etc.

Algumas pessoas estão acostumadas a pular refeições e relatam que se sentem bem. Entretanto, a energia adquirida dos alimentos é aquela que o corpo utilizará para manter as funções do organismo. Quando o indivíduo não se alimenta de maneira correta ou em quantidade necessária, perde saúde, gastando, também, sua essência pré-celestial (*jing*), o que pode comprometer sua longevidade. Alguns sentirão os efeitos disso rapidamente, enquanto outros poderão passar anos sem sentir nenhuma fraqueza. Mesmo assim, em algum momento, o corpo mostrará os danos, a partir de sinais e sintomas de deficiência. O que comumente acontece é que os sinais de deficiência existem, mas muitos ignoram e só se atentam para a saúde quando a doença surge.

Portanto, as refeições devem ser feitas conforme as necessidades dos órgãos internos (*zang*), a partir da circulação energética do *qi*, como pode ser observado na Figura 17.1.

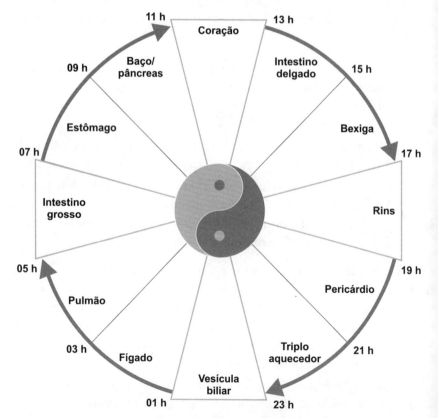

Figura 17.1 Relógio biológico.

Conforme Mole (2007):

Cada um dos órgãos, segundo a medicina chinesa, tem um período do dia em que sua capacidade funcional é máxima. Por isso, a alimentação deve acompanhar esse ciclo quando o órgão está em plena atividade.

Cada horário está relacionado com um dos cinco movimentos (Madeira, Fogo, Terra, Metal e Água) e com um par de *zang fu*, ou seja, um órgão e uma víscera correspondentes a esses movimentos.

Café da manhã (de 7 às 9 horas)

O horário mais oportuno para o café da manhã é o do estômago (*wei*), entre 7 e 9 horas. Neste momento, o órgão está em plena atividade, ávido por energia, já que não se come durante a madrugada.

Muitas vezes, acorda-se com fome neste horário. Por isso, é muito importante não deixar de tomar café da manhã, justamente para fortalecer o organismo e se manter nutrido. Esse é o horário mais importante para a nutrição, porque envolve o movimento Terra. Muitas pessoas deixam de tomar café da manhã, alegando que não sentem fome, que não gostam de comer nesse horário ou, ainda, que sentem enjoo ao acordar. Isso é um sinal da desarmonia do estômago (*wei*), que acomete a digestão e o paladar. Nesse caso, as funções do estômago (*wei*) e do baço (*pi*) precisam ser fortalecidas, para provocar a fome que é natural nesse horário. Logo, o café da manhã deve ser nutritivo, para seu melhor aproveitamento e para um ganho adequado de energia.

Curiosamente, o estômago (*wei*) também é considerado, na medicina tradicional chinesa, o mar de cereais. Antigamente, a população mundial consumia papas de cereais no período da manhã, como recurso para gerar energia e saciar a fome. Não foi "à toa" que a indústria de alimentos se aproveitou desse hábito para lançar a venda de *corn flakes*, que ficaram famosos em todo o mundo. Por isso, o café da manhã é o momento ideal para consumir cereais integrais, como mingaus e pães, que podem ser de raízes, como mandioquinha ou inhame. Além disso, o estômago é um órgão que prefere alimentos frios. Ao acordar, é essencial beber bastante água ou chás, urinar e, em seguida, alimentar-se.

Em geral, podem ser incluídos no café da manhã: alimentos integrais, frutas, chás, sementes e ovos. Aqueles que precisam perder peso podem comer alimentos sem glúten e sem lactose, por serem de fácil digestão. Os detalhes da natureza dos alimentos serão explicados nos próximos capítulos.

Lanche da manhã (de 9 às 11 horas)

Esse horário pertence ao baço (*pi*), que, como dito, é o grande responsável por diversas transformações no organismo. Nesse horário, convém comer algo de natureza doce, como frutas, cereais e ovos, para estimular as funções desse órgão.

É importante ressaltar que estar alimentado entre 9 e 11 horas pode auxiliar no ganho de concentração, porque a energia pura proveniente da transformação dos alimentos é enviada ao cérebro pela função ascendente do baço (*pi*), o que contribui para a capacidade de raciocínio e de pensamento analítico. Por isso, um indivíduo que apresente muito muco também pode ter dificuldade de pensar com clareza, pois o muco impede o fluxo natural do *qi*; daí a necessidade de uma alimentação mais saudável.

Reserve esse horário da manhã para fazer atividades que demandem muita disposição e concentração, como estudos ou atividades físicas. Embora muitas pessoas relatem sentir-se dispostas a estudar durante a noite, a mente e o cérebro não devem ficar sobrecarregados e hiperestimulados antes de dormir, para não comprometer o sono.

Almoço (de 13 às 15 horas)

Como visto anteriormente, o horário do baço é o melhor para nutrir o organismo. Teoricamente, esse seria o melhor horário para uma grande refeição, como o almoço, uma vez que o baço (*pi*) é o principal órgão da digestão e o grande responsável pela produção de *qi*. Muitos trabalhadores de fazendas costumam almoçar nesse horário.

Entre 11 e 15 horas, inicia-se o horário do coração (*xin*), que pertence ao movimento Fogo. Conforme a teoria dos cinco movimentos (*wu Xing*), o Fogo representa o ápice da energia. Na natureza, o ápice da luminosidade, ocorre, de fato, ao meio-dia, horário em que o sol está mais forte. Simultaneamente, o organismo está em grande atividade e, para não sobrecarregar as funções do coração (*xin*), não é recomendado que o almoço seja realizado nesse horário.

Entre 13 e 15 horas, ainda prevalece o movimento Fogo, com o ápice da energia do intestino delgado (*xiao chang*). Nesse sentido, é preferível que o almoço seja realizado após as 13 horas. Embora esse momento ainda seja intenso para o organismo, será importante almoçar para reabastecê-lo, escolhendo alimentos que possam nutrir o corpo

Horários para a Alimentação **91**

como um todo, para não perder energia e para que o jantar seja realizado por volta das 19:30 horas. Caso contrário, o jantar será muito tarde, o que é ainda pior.

Portanto, deve-se almoçar depois das 13 horas, dando uma pausa de 30 minutos para facilitar a digestão. É importante lembrar que o movimento Fogo atua na transformação da energia (*qi*) em sangue (*xue*) realizada pelo coração (*xin*). Como o sangue (*xue*) é a substância fundamental para a nutrição do corpo, deve-se comer alimentos de todos os grupos alimentares, utilizando, de preferência, os cinco sabores.

Muitas pessoas relatam sentir muito sono após as refeições, especialmente depois do almoço. Isso está relacionado a dois motivos: se o baço (*pi*) estiver fraco, a digestão será mais lenta e difícil, trazendo cansaço ao indivíduo; se a alimentação for muito pesada, pode sobrecarregar a digestão.

O chá de erva-doce (*Foeniculum vulgare*) é muito indicado após as refeições, pois, além de beneficiar a digestão, devido ao sabor doce, sacia a vontade de comer sobremesa e facilita o fluxo do *qi*.

Lanche da tarde (de 15 às 17 horas)

Nesse horário, a bexiga (*pang guang*) tem seu ápice de energia. Por isso, é importante fazer uma pausa no trabalho, ir ao banheiro e beber líquidos. Nesse horário, convém tomar chás, por exemplo.

A sede excessiva pode ser sanada com a ingestão frequente de frutas e legumes com alto teor de água e de natureza refrescante, como melão, melancia ou chuchu e abóbora-d'água. Naturalmente, a sede excessiva por longos períodos deve ser avaliada.

A medicina tradicional chinesa sugere que os líquidos sejam consumidos em temperatura ambiente ou mornos e que a temperatura gelada pode favorecer o acúmulo de frio patogênico, o que é realmente nocivo para quem sofre de deficiência de *yang*, por exemplo.

Para restabelecer a energia e fugir do cansaço comum no período da tarde, especialmente em pessoas que apresentam deficiências relativas aos rins (*shen*) e à bexiga (*pang guang*), a sugestão é o consumo de alimentos de natureza salgada, como sementes, castanhas e nozes, além de chás. O consumo de sementes oleaginosas, preferencialmente sem sal, tonifica os rins (*shen*). O consumo não deve ultrapassar 40 g/dia.

Jantar (de 17 às 19 horas)

No relógio biológico chinês, esse é o horário destinado aos rins (*shen*) e é o melhor horário para realizar o jantar. Ao final do dia, de maneira natural, o corpo está cansado e o cansaço frequente (desgaste) pode anunciar uma deficiência crônica dos rins (*shen*), que pode envolver tanto o *yin* como o *yang*.

Na sociedade moderna em que vivemos, a demanda por atividades é cada vez maior e pode não somente comprometer a qualidade de vida das pessoas, como as sobrecarregar e fazer com que deixem de realizar o jantar, o que leva à deficiência de *yin* dos rins. Para tonificá-los, o ideal é jantar nesse horário, realizando uma refeição nutritiva até, no máximo, às 19 horas. O jantar deve ser nutritivo e completo, com carboidratos, proteínas, fibras, lipídios e um toque de sal.

Enquanto os alimentos de característica *yang* estimulam as atividades do organismo e da mente, com maior demanda durante o dia, os alimentos de natureza *yin* são substanciais e nutrem o organismo, tendo sua maior demanda durante a noite.

Não é necessário consumir alimentos estimulantes à noite, por isso, chá verde e chá preto são contraindicados para esse horário. É no período *yin* que o *yin* é reposto, ou seja, ocorrem renovação celular e nutrição dos cabelos, dos ossos e da pele, conforme relata Flaws (1998): "A essência (dos alimentos) é estocada nos rins, principalmente à noite, quando dormimos, por isso é que o sono e o descanso são importantes".

Quem sofre de desarmonias relativas à deficiência de *yin*, como artrose, gastrite, osteoporose, insônia, hipertensão, enxaqueca ou ansiedade, não deve deixar de jantar, devendo aproveitar esse momento para nutrir o *yin*. É a nutrição que vai tonificar o *yin*.

No jantar, a qualidade da refeição deve ser mantida, mas a quantidade deve ser menor, em relação ao que foi consumido no almoço. Por isso os alimentos escolhidos devem ser nutritivos.

Depois das 23 horas, é importante que o indivíduo descanse com, pelo menos, 8 horas de sono, preferencialmente ininterruptas. Às 23 horas, prevalece o horário da Madeira, com início do horário da vesícula biliar (*dan*), até 1 hora, e do fígado (*gan*), de 1 às 3 horas. Esses órgãos realizam importantes contribuições para o processo digestivo. Por isso, nesse horário, não se deve comer nem beber, mas deixar que os órgãos trabalhem enquanto você descansa. É importante lembrar que a ingestão de bebida alcoólica no período da noite prejudica ainda mais as funções do fígado, conforme Mole (2007):

Se a pessoa teve uma refeição pesada tarde da noite ou se bebeu álcool, mesmo que haja sono e que o indivíduo vá se deitar, estará alterando sua fisiologia, uma vez que as duas atividades forçam o fígado (...). Beber álcool quando o fígado se encontra em seu ponto mais vulnerável em geral afeta a pessoa muito mais do que se tivesse bebido mais cedo.

É importante, também, não realizar atividade física nesse horário, deixando o corpo descansar.

Vale lembrar, ainda, que relacionamentos envolvem a saúde tanto dos rins (*shen*) como do coração (*xin*) e que o medo da entrega pode indicar patologias energéticas nesses órgãos.

> *Yin* e *yang* são os responsáveis pelo movimento e pelo repouso adequados. Quando o indivíduo passa a pedir descanso (*yin*) durante o dia (*yang*) ou apresenta plena agitação mental (*yang*) no período da noite (*yin*), existe um sinal de desequilíbrio que é tratado amplamente com a medicina tradicional chinesa.

É interessante observar que a digestão completa ocorre em 24 horas e que é principalmente à noite que tudo se converte em *yin*. Os nutrientes (*yin*) é que darão suporte às funções (*yang*). Por isso, os chineses entendem que o equilíbrio entre *yin* e *yang* mantém a vida e forma um corpo saudável. Portanto, para perder peso, é preciso ter uma vida nutrida e saudável, com alimentação, sono, descanso, movimento, relações sociais, mentais e espirituais.

Ao acordar, é essencial que as funções intestinais estejam em alta. Entre 5 e 7 horas, o intestino grosso é o responsável pela eliminação de resíduos pelas fezes, finalizando o processo digestivo que se iniciou no dia anterior.

No período das 3 às 7 horas, o horário do Metal prevalece. O metal é representado no corpo pelos pulmões (*fei*) e pelo intestino grosso (*da chang*). Esse movimento atua no eixo de entrada e saída – respiração e evacuação.

O corpo se desfaz daquilo que não serve para o organismo. Então, além de eliminar os resíduos do corpo, é importante fazer o mesmo com os acúmulos da mente. No horário do Metal, aproveite para fazer exercícios respiratórios, antes da primeira refeição. A meditação ajuda a elevar a mente e iluminar o espírito. Por esse motivo, deve ser feita nesse horário.

Salienta-se que existem diferenças conforme a saúde de cada um. Dessa forma, cada orientação deve ser individualizada. A dietoterapia chinesa é sugerida mediante avaliação e diagnose oriental, o que também significa que pode haver alterações das necessidades, conforme a saúde de cada um no momento da avaliação.

Para aqueles que atravessam fases difíceis e precisam se fortalecer diante da vida, é indispensável que o consumo de alimentos de natureza *yang* aumente. No entanto, quando o indivíduo apresenta infecção, inflamação ou doenças crônicas, os alimentos de natureza *yang* devem ser moderados. Esses indivíduos devem evitar a ingestão de alimentos que provocam calor, como frituras, álcool, chocolates industrializados, mariscos e frutos do mar, além de especiarias quentes, como pimentas e *curry*.

> Laticinios como requeijão, maionese, leite e sorvete, ou embutidos como, calabresa, *bacon* e presunto, não são recomendados, porque são alimentos formadores de muco, o que leva ao enfraquecimento das funções do baço (*pi*).

Dr. Andrew Weil (1996), médico especialista em Medicina Integrativa, ressalta a importância de uma alimentação saudável para que o organismo conquiste a força necessária para se curar. Ele comenta que, "ao se alimentar de modo adequado, cuidando também da mente e do espírito, o indivíduo pode ganhar a capacidade de transformar sua doença e transcender os prognósticos médicos".

PARTE 4

Nutrição segundo a Dietoterapia Chinesa

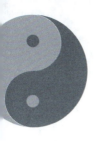

18
Nutrição dos Cinco Sentidos

Andrea Maciel Arantes

Ao longo deste livro, foi relatada a importância que os chineses dão às funções dos cinco órgãos internos (*zang*). Para eles, as condições do fígado (*gan*), do coração (*xin*), do baço (*pi*), dos pulmões (*fei*) e dos rins (*shen*) são primordiais para manter a saúde. Afinal eles são os responsáveis pelo bom funcionamento do organismo.

A medicina ocidental atribui a maioria das funções do organismo ao cérebro (*nao*). Entretanto, na concepção chinesa, o cérebro (*nao*) é energeticamente sustentado pela atuação dos órgãos internos (*zang*), nutrido pelos rins (*shen*) e dependente da essência (*jing*). Isso não diminui suas funções, mas confere responsabilidade aos órgãos.

Segundo Ted Kaptchuk (2000):

> *O cérebro é o mar da medula e é responsável pela fluidez do movimento corporal e pela sensibilidade dos olhos e dos ouvidos. O cérebro, assim como os ossos, é nutrido pela medula (sui). Quando o cérebro não é nutrido por insuficiência da medula, ele perde a coordenação. Há zumbidos, tremores, tontura e visão fraca (...). Li Shi-Zen, p. ex., acreditava que o cérebro fosse a sede da consciência. Embora o cérebro, a medula e os ossos sejam entendidos, seus desequilíbrios têm sido tratados com fitoterapia e acupuntura, através dos canais dos rins (shen).*

Da mesma maneira que o cérebro (*nao*) é nutrido pela medula (*sui*), um produto dos rins (*shen*), os órgãos internos (*zang*) também nutrem outras partes do corpo, de forma que os mesmos alimentos que nutrem e beneficiam um dos cinco órgãos também nutrem um tecido correspondente.

No Quadro 18.1, pode-se notar que cada órgão interno se relaciona com determinado tecido.

Nesse sentido, qualquer alteração nesses tecidos é um sinal de desnutrição que começou com o desequilíbrio dos cinco órgãos (*zang*).

Nem tudo o que ocorre com a saúde vem de agentes externos, mas, principalmente, de desequilíbrio interno, que pode ser corrigido com bons hábitos, como alimentação, prática de exercícios, autoconhecimento e espiritualidade. Também não se descarta nenhum desses recursos para tratamento de qualquer doença, além da inclusão de práticas integrativas e complementares, as quais, de tão vastas, não caberiam neste livro.

Em que momento se pode observar a qualidade dos órgãos internos? Será preciso adoecer para somente depois cuidar deles? A medicina chinesa mostra que não é necessário esperar, mas observar a si mesmo e aos cinco sentidos.

Segundo o Dr. Henry Lu, médico especialista em medicina chinesa:

> *Se seus órgãos vitais estão ou não em boas condições, isso pode ser determinado pelos sinais manifestados na superfície de seu corpo, em geral, e em seus cinco sentidos, em particular (...). Na minha clínica, quando digo a um paciente que, do ponto de vista da medicina chinesa, pode existir algo errado com seu fígado, porque ele está sofrendo de visão embaçada, a resposta mais comum é: não pode ser, porque eu acabei de ser submetido a um exame físico completo há poucos dias e meu fígado está em ótimas condições.*

Na concepção chinesa, os órgãos dos sentidos estão profundamente conectados aos órgãos internos. Embora o mecanismo de atuação da sensibilidade humana seja atribuído ao cérebro, ele é apenas o mensageiro.

Quadro 18.1 Correspondência entre órgãos e tecidos na medicina tradicional chinesa		
Movimento	**Órgão**	**Tecido**
Madeira	Fígado (*gan*)	Cartilaginoso
Fogo	Coração (*xin*)	Conjuntivo
Terra	Baço (*pi*)	Muscular
Metal	Pulmões (*fei*)	Epitelial
Água	Rins (*shen*)	Ósseo

Todo o corpo é entendido pela interação de *yin* e de *yang*. Nesse sentido, enquanto os órgãos (*zang*) são estruturas internas, de natureza *yin*, os sentidos são *yang*, externos em relação aos órgãos. Eles possibilitam o contato com o mundo e são mais sensíveis.

Sobre a relação da alimentação com os órgãos dos sentidos, Gallian (2007) relata: "Uma refeição saudável deve nutrir os cinco sentidos, ser colorida e trazer, de forma sutil, os cinco sabores. Antes de comer, é preciso apreciar com os olhos, sentir o aroma, a textura". Portanto, além de a alimentação possibilitar a nutrição dos órgãos internos, os cinco sabores podem ajudar a nutrir os cinco sentidos.

No Quadro 18.2, cada um dos cinco órgãos (*zang*) se relaciona com um órgão do sentido.

O fígado e a visão

Os chineses atribuem ao fígado (*gan*) a função de nutrir os olhos e promover a visão. Ele também nutre as articulações, os tendões e as unhas. Por isso, alimentos que beneficiam o fígado (*gan*) também são benéficos para a visão. Entre as funções energéticas, o fígado (*gan*) estoca o sangue (*xue*) e controla seu fluxo, para que os olhos, as articulações e os tendões sejam devidamente nutridos e hidratados, o que possibilita seu movimento. A deficiência nutricional acomete a formação adequada de sangue (*xue*), comprometendo o livre fluxo do *qi* e do sangue, tornando os movimentos difíceis ou resultando em câimbras, por exemplo.

O coração e o tato

Os chineses atribuem ao coração (*xin*) a função de abrigar a mente (*shen*), coordenar a fala e o tato.

Quadro 18.2 Relação dos órgãos internos com os sentidos e sabores		
Órgão	**Sentido**	**Sabor**
Fígado	Visão	Ácido
Coração	Tato	Amargo
Baço	Paladar	Doce
Pulmões	Olfato	Picante
Rins	Audição	Salgado

100 PARTE 4 Nutrição segundo a Dietoterapia Chinesa

Entre suas funções energéticas, está a de nutrir a mente e abrigar o espírito, que promove a consciência dos indivíduos. É ele quem dá a sensação da presença, de tempo e de espaço, impulsionando, junto com o cérebro, as funções cognitivas e a fala. Por isso, o coração (*xin*) rege a língua e auxilia em todos os processos da comunicação. Em medicina chinesa, todos os desequilíbrios da fala são tratados harmonizando as funções do coração (*xin*) já que os alimentos que o beneficiam também fazem bem à mente (*shen*).

Os chineses acreditam, ainda, que o coração (*xin*) se revela por meio da face, relaciona-se com o tato e pertence ao movimento Fogo. Sobre isso, Peter Mole (2006) comenta: "O Fogo equilibrado faz com que as pessoas sejam capazes de tocar uns aos outros e de receber nutrição por meio do contato humano". Não é por acaso que a afetividade é expressa com carinhos, abraços e beijos. O toque, portanto, é uma expressão do coração.

Os sinais de que o coração (*xin*) não está bem são: palpitações, sudorese excessiva, insônia, ansiedade, distúrbios da fala, memória fraca, vulnerabilidade, hipertensão, hipotireoidismo, fala incessante, confusão mental, insuficiência cardíaca, angina *pectoris* e transtornos mentais.

O baço e o paladar

Os chineses atribuem ao baço (*pi*) a função de dirigir a digestão e transformar os alimentos em *qi*. Desse modo, o paladar está sob a responsabilidade do baço (*pi*), conforme afirma o Dr. Yamamura (2006):

> *O baço (pi) também é o responsável pela recepção e pelo reconhecimento do sabor ingerido. Portanto, quando o baço (pi) encontra-se fraco, alterado, a pessoa passa a não sentir o gosto do alimento, não consegue discriminar o sabor e, às vezes, limita-se a comer somente arroz e feijão.*

O baço (*pi*) também é capaz de nutrir os músculos e os lábios. Alimentos que nutrem o baço (*pi*) favorecem o paladar e os músculos.

Sinais de que o baço (*pi*) não está bem: falta de apetite, anemia, fraqueza, obesidade, má digestão, distensão abdominal, diarreia, disenteria, letargia, obesidade, gastrite, edema, leucorreia, prolapsos, hemorroida, náuseas, cefaleias fracas e na região frontal, mucosidade, diabetes, dificuldade para encontrar soluções diárias e carência de vitaminas ou de afeto.

Os pulmões e o olfato

Os chineses atribuem aos pulmões (*fei*) a função de conduzir a respiração e possibilitar sentir cheiros, além da de nutrir a pele e os pelos. Os pulmões (*fei*) atuam como "ministros da defesa", fazendo a conexão entre os meios interno e externo. Dessa maneira, a energia de defesa (*wei qi*) localiza-se sob a pele. Quando há exposição a súbitas alterações climáticas, p. ex., o frio invade a pele, causando espirros e resfriados. Então, o olfato é momentaneamente perdido. A nutrição que envolve os pulmões (*fei*) fortalece a pele e os pelos, assim como aguça o olfato.

Os sinais de que os pulmões (*fei*) não estão bem são: doenças respiratórias, falta de ar, constipação intestinal crônica, alergias, pele seca, angústia e apego.

Os rins e a audição

Os chineses atribuem aos rins (*shen*) a função de nutrir os ossos, o cérebro, os dentes, a memória, os cabelos e a coluna vertebral. Por nutrir o cérebro (*nao*), os rins (*shen*) comandam, também, a audição. Eles são a base do *yin* e do *yang* geral do corpo e são abastecidos pela essência (*jing*). Assim, com o declínio da essência, no final da vida, a audição se torna pobre, bem como os cabelos enfraquecem e se tornam esbranquiçados. A nutrição que envolve os rins (*shen*) fortalece os ossos e os dentes, assim como nutre o cérebro, os ouvidos e os cabelos.

Os sinais de que os rins (*shen*) não estão bem são: disfunções sexuais, disfunções endócrinas, senilidade, osteoporose, hipertensão, cálculos renais, fadiga crônica, lombalgia, nefrite, edema, prostatite, infertilidade, distúrbios urinários, sentimento de culpa, medo, pânico e perda da força de vontade.

Para nutrir os cinco sentidos, é importante investir, também, em terapias e atividades complementares, que os estimulem, conforme o Quadro 18.3.

Quando os órgãos internos (*zang*) estão alterados e precisam ser nutridos, é possível notar que os sentidos mudam e manifestam desequilíbrios de modo peculiar. O Quadro 18.4 mostra a relação entre órgãos internos, sentidos e sentimentos.

Quando a raiva surge, p. ex., os olhos ficam avermelhados; quando há ira, o impulso toma conta do tato e pode causar violência; quando há obsessão, pode haver compulsão; quando existe angústia, a respiração

102 PARTE 4 Nutrição segundo a Dietoterapia Chinesa

Quadro 18.3 Sugestões de terapias e atividades complementares para nutrição dos cinco sentidos

Movimento	Sentido	Terapia
Madeira	Visão	Arteterapia
Fogo	Tato	Massoterapia
Terra	Paladar	Gastronomia
Metal	Olfato	Aromaterapia
Água	Audição	Musicoterapia

Quadro 18.4 Relação entre órgãos internos, sentidos e sentimentos

Órgãos internos	Sentido	Sentimento
Fígado	Visão	Raiva
Coração	Tato	Euforia
Baço	Paladar	Obsessão
Pulmão	Olfato	Angústia
Rins	Audição	Medo

se perde e a defesa enfraquece. As mudanças climáticas acometem a pele e o nariz seca. Quando a velhice chega, a coragem diminui e a audição enfraquece.

É importante lembrar que os cinco sentidos estão sob a responsabilidade geral da mente (*shen*). Portanto, todos os sinais e todas as sensações são identificados no cérebro (*nao*), que também se conecta com o coração (*xin*). Pesquisas recentes, feitas pelo Hearth Match Institute, nos Estados Unidos, revelam que o coração tem mais de 40 mil neurônios que se conectam diretamente com o cérebro, o que, na visão oriental, poderia explicar sua responsabilidade em relação aos cinco órgãos dos sentidos.

Assim, quando os sentidos estão bem nutridos, contribuem para a percepção da realidade, o que influencia em estados psicológicos, pensamentos, sentimentos e sensações. Por isso, é fundamental dar atenção a eles. Já os órgãos dos sentidos, quando enfraquecidos, também podem "pedir" que o baço proporcione o sabor necessário para sua nutrição.

Dessa maneira, é comum sentir vontade de ingerir sabor doce quando o baço está enfraquecido ou sentir desejo de sabor ácido quando o fígado precisa de nutrição.

A língua, por sua vez, possui receptores sensoriais que são estimulados durante a mastigação. Quando uma das regiões das papilas é mais estimulada do que a outra, o cérebro entende e concede capacidade de percepção graças às papilas gustativas. No entanto, ainda que o sabor seja identificado pelas papilas gustativas, na concepção chinesa, ele é propiciado pela direção de energia contida no alimento. O sabor, portanto, não se refere ao gosto do alimento, mas à função e à direção de energia dele dentro do corpo. O sabor ácido, p. ex., favorece o fígado, por sua ação adstringente. Logo, um indivíduo com o fígado enfraquecido poderá sentir maior necessidade de alimento ácido ou poderá sentir tornar-se intolerante a ele. Surge, então, a necessidade de um sabor a mais ou a menos.

Quando o desejo se torna insaciável ou o paladar é completamente perdido, é preciso observar mais de perto, pois esse é um sinal de que o órgão correspondente precisa de alguma intervenção, que pode não ser sanada apenas com a ingestão do sabor correspondente, necessitando ser estimulada com alimentos de outro sabor que estimulem suas funções.

O grande problema, na atualidade, é que, muitas vezes, a busca pela alimentação saudável surge muito depois de a doença ter sido instalada no corpo. Assim, não se observam os cinco sentidos e os sentimentos, esperando-se apenas testes laboratoriais para tratar algum desequilíbrio. Esse é um dos motivos pelos quais o mundo não está vencendo as doenças, muito menos promovendo saúde.

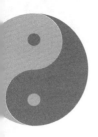

19

Nutrição de Crianças e Idosos

Andrea Maciel Arantes

Crianças

Segundo a Organização Mundial da Saúde (OMS), é considerado criança o ser humano de 0 a 10 anos de idade, faixa etária em que os órgãos estão em desenvolvimento, assim como a estrutura óssea, o cérebro, as vísceras e todo o restante do corpo.

Na concepção da medicina tradicional chinesa, a infância representa o movimento Madeira, ou seja, a expansão do *yang* dentro do *yin*. O primeiro ciclo da vida começa com o nascimento e vai até os 7 anos de idade, para a mulher, e até os 8 anos de idade, para o homem. Até os 16 anos, o movimento Madeira dá o tom da expansão e do desenvolvimento do ser humano.

Por estar em pleno desenvolvimento, a criança tem menos estrutura (*yin*) e mais função (*yang*) para impulsionar o crescimento. Ou seja, a estrutrura interna (*yin*), os ossos e todo o corpo estão crescendo de acordo com o desenvolvimento orgânico. Simultaneamente, o corpo está em grande atividade (*yang*). Por isso, as crianças são ativas, sensíveis, espontâneas e, geralmente, alegres. Há *yang* em abundância dentro da pequena estrutura que é o corpo de uma criança.

É importante lembrar que, embora a energia seja farta na criança, ela deve ser bem alimentada desde o nascimento, principalmente com o alimento mais nutritivo de todos: o leite materno, que é indispensável para o bebê.

106 PARTE 4 Nutrição segundo a Dietoterapia Chinesa

Segundo o *Guia Alimentar para a População Brasileira*, elaborado pelo Ministério da Saúde (2006):

> *A recomendação da Organização Mundial da Saúde e do Ministério da Saúde é de que as crianças sejam amamentadas exclusivamente com o leite materno até os 6 meses de idade e, após essa idade, deverá ser dada alimentação complementar apropriada, continuando, entretanto, a amamentação até, pelo menos, a idade de 2anos. A exceção é para as mães portadoras de HIV e de outras doenças transmitidas verticalmente, que devem ser orientadas quanto às adaptações necessárias para a correta alimentação de seus filhos.*

Além de ser fundamental para o desenvolvimento do bebê, o leite materno pode contribuir para prevenir doenças. O Ministério da Saúde (2006) alega que "estudos recentes mostram que as crianças amamentadas tendem a apresentar menor prevalência de obesidade na infância".

Na visão da medicina chinesa, o leite materno aquieta o espírito, tonifica os cinco órgãos internos (*zang*), nutre o sangue (*xue*), proporciona energia (*qi*) e favorece a formação do corpo, dos ossos e dos músculos. Mole (2007) relata um detalhe muito interessante: "é curioso que o leite materno seja de sabor doce (o sabor que tonifica o baço e propicia a formação de energia)".

O leite é a única nutrição dos bebês nos primeiros meses de vida e faz com que eles cresçam fortes e saudáveis. Assim, as crianças têm mais desejo por doces. Elas precisam ser constantemente nutridas com uma alimentação que não envolva doces industrializados e ultraprocessados, que seja rica em frutas e verduras. Além disso, as crianças também precisam ser nutridas de outras maneiras, com carinho, atenção e amor.

Em se tratando de desenvolvimento, as crianças, em geral, apresentam hiperatividade, são ativas, enérgicas e entusiasmadas. Logo, atividade física é altamente recomendada nessa fase.

Os esportes, as artes marciais, a dança ou as brincadeiras de roda contribuem para a formação física, mental e espiritual. Fisiologicamente, a atividade física favorece a formação do corpo, dos ossos e da musculatura, além de oferecer muitos outros benefícios. Em nível mental, a criança ganha oportunidades de desenvolver valores humanos, como respeito, humildade, amizade, paciência e perseverança.

A hiperatividade, comum às crianças, quando não equilibrada, pode representar sintomas significativos de calor interno (plenitude de *yang*). Por esse motivo, há febre ou alergias nessa fase do crescimento. Nesse sentido, é muito importante que a alimentação seja nutritiva e fresca, para equilibrar a hiperatividade e acalmar naturalmente a mente, levando a criança a aproveitar melhor seu tempo e a ficar menos irritada, por exemplo.

Os horários da alimentação são os mesmos indicados para os adultos. No entanto, as crianças devem ficar longe de alimentos estimulantes, como café ou chocolates, e de produtos ultraprocessados, como refrigerantes e biscoitos recheados. O excesso de açúcar pode levar ao aumento da ansiedade e da irritabilidade.

Alimentos nutritivos, como frutas, vegetais e raízes, devem fazer parte da nutrição diária da criança, para ajudar o corpo a se desenvolver. Bons exemplos são cenoura, batata-doce, gérmen de trigo, abóbora, mel, feijões e abacate.

Os alimentos frescos e refrescantes são sempre indicados. Monte saladas criativas e sucos coloridos, brinque com os sabores ou pique as frutas em pequenas quantidades para estimular o apetite deles desde bem pequenos. Se os filhos forem acostumados a comer doces e salgadinhos muito cedo, ficará difícil mudar esses hábitos quando eles crescerem. Além disso, alimentos ultraprocessados e lácteos podem contribuir para a formação de resíduos (mucosidade) e enfraquecer a função energética de baço-pâncreas.

> Evite, ao máximo, colocar na alimentação dos pequeninos, alimentos estimulantes, como café, condimentos e refrigerantes, e alimentos ultraprocessados, como biscoitos e doces.

A nutrição da criança deve ser recheada de alimentos que amenizam o calor interno natural dessa fase da vida. Logo, frutas, sucos, cereais integrais e vegetais devem fazer parte da alimentação infantil diariamente.

A criança deve, também, ser nutrida em outros níveis, além de ser ensinada a lidar com as próprias emoções e frustrações desde cedo. É preciso mostrar o valor de suas qualidades, para que ela desenvolva sua força interna, que será necessária quando os desafios da vida adulta surgirem. Além disso, é justo que ela possa receber apoio e tenha direito

108 Parte 4 Nutrição segundo a Dietoterapia Chinesa

a conversas sinceras e acolhedoras, sem ameaças ou punições. Todos precisam de carinho e cuidados. Somente recebendo amor desde o início da vida o ser humano aprende a amar e respeitar a si mesmo e ao outro.

O cuidado com a criança deve ser constante. Nesse sentido, é importante que os pais estejam atentos aos sinais do corpo de seus filhos e a suas queixas. Toda alteração deve ser investigada. Além da rotina médica e de exames periódicos, as crianças podem receber, também, tratamentos complementares, como reflexologia, florais, cromoterapia e acupuntura.

Idosos

Por incrível que pareça, crianças e idosos têm algo em comum, na visão da medicina chinesa: a deficiência de *yin*.

É considerado idoso o ser humano acima de 60 anos, faixa etária da terceira idade. Na concepção chinesa, o último ciclo da vida começa por volta dos 49 anos e só termina com a morte. A saúde, nessa fase, depende do quanto o indivíduo cuidou de si mesmo ao longo da vida. A extensão desse momento é a longevidade. Esse é o período em que a energia se concentra no interior. É o momento de recolher energia. Por isso, os movimentos são menores. Na área social, surge a aposentadoria; na área familiar, os filhos crescem e saem de casa; na espiritual, adquire-se sabedoria; na corporal, surgem a escassez e a retração, para que a vida seja preservada por mais tempo.

A menopausa é um grande exemplo disso. Ela representa um grande momento de transformação para a mulher. A perda mensal de sangue deixa de existir, para que o corpo seja preservado e para que a nutrição interna seja mantida, conforme afirma Gomes (1996):

> *A medicina chinesa descreve essa transformação de substituição do processo de acúmulo, concentração e perda de sangue pelo útero por sua preservação para a manutenção da essência e a realização do potencial de transcendência e iluminação espiritual. O sangue, e com ele, parte da vitalidade do organismo, não se orienta mais para a realização da descendência, mas para a preservação e o desenvolvimento do próprio organismo".*

Na velhice, portanto, o corpo humano dá sinais de deficiência do *yin*, ou seja, a estrutura se desgasta e os órgãos internos começam a enfraquecer e entram em declínio natural, que já faz parte da vida. Com a perda do *yin*, posteriormente, há declínio de *yang*, uma vez que as funções se apoiam nas estruturas.

Nutrição de Crianças e Idosos **109**

Isso é o que difere o idoso da criança, que, por sua vez, tem abundância de *yang*. Entretanto, tanto as crianças como os idosos devem fortalecer sua estrutura interna. Logo, consumir caldo natural de galinha ou de vegetais é uma boa opção, uma vez que é altamente nutritivo e facilmente digerido, além de fortalecer os rins (*shen*) e o baço (*pi*).

Os rins (*shen*) são os grandes responsáveis pela manutenção do *yin* e do *yang* no corpo e mantêm a vitalidade da mente e do organismo. Normalmente, eles são os primeiros a dar sinais de deficiência ou fraqueza. Os rins (*shen*) nutrem os ossos, os dentes, a memória, o cérebro e a audição, além dos orifícios e dos órgãos reprodutores. Nessa fase, os sinais de declínio do *yin* são: perda de memória e de concentração, de disposição e de vitalidade, maior fraqueza óssea, perda da audição ou da visão, entre outros.

Toda vez que há um declínio na estrutura, o *yang* se sobrecarrega e as funções energéticas são gastas, ou seja, precisam trabalhar mais. No entanto, nessa idade, a energia para as atividades diminui e surgem sonolência e indisposição. Em outros casos, nos primeiros anos do último ciclo (49 a 60 anos), a deficiência de *yin* pode ser acompanhada de calor, que provoca ascensão do *yang*, o que causa irritabilidade, insônia, hiperatividade e predisposição a inflamação e doenças.

A deficiência do *yin* é responsável por doenças como artrose, artrite e osteoporose, muito comuns nos idosos, em decorrência da falta de nutrição (*yin*) dos ossos e da perda de fluidos (*jinye*) nas articulações. Há, também, menos energia disponível e movimento (*yang*), resultando na perda de libido e de vitalidade.

O declínio do *yin* e, posteriormente, do *yang* também se relaciona com o declínio da essência (*jing*). Nesse sentido, é importante incluir, nas refeições, alimentos que possam nutrir os rins e a bexiga. Infelizmente, o *jing* não é reposto, mas pode ser favorecido com alimentos que nutrem esses dois órgãos, como peixes, algas (*wakame* e *nori*) ou cápsulas de espirulina e clorela, ricas em minerais, além de grãos de soja e seus derivados fermentados, como tofu e missô, que são bons para o sistema renal. Todos os tipos de feijões e as sementes oleaginosas, como nozes e gergelim preto, beneficiam os rins. Alimentos ricos em ômega 3, como o amaranto, a linhaça e a chia, também favorecem o sistema circulatório e são benéficos para os idosos. Já o pepino, a melancia e os brotos, como os de alfafa, melhoram edemas e ajudam a bexiga. É preciso, contudo, evitar o consumo de alimentos condimentados, apimentados e estimulantes.

110 Parte 4 Nutrição segundo a Dietoterapia Chinesa

> A alimentação dos idosos deve nutrir tanto o *yin* como o *yang*, ou seja, ser leve, funcional e nutritiva. Os idosos devem comer diariamente alimentos que nutrem os rins (*shen*) e favoreçam a audição, os ossos, os dentes, o cérebro, a memória e a força de vontade. Além disso, devem conservar muita energia, com sementes, brotos, raízes, peixes e algas, respeitando os horários adequados à alimentação.

Os brotos têm muita energia, nutrem fortemente os rins (*shen*) e beneficiam sua essência (*jing*). Os alimentos que nutrem diretamente os rins podem promover longevidade, já que esses órgãos são responsáveis pelo armazenamento da essência, que serve de matéria-prima para a dinâmica do *yin* e do *yang*.

Os idosos devem ser estimulados a fazer atividade física regularmente, para beneficiar o *yang* e promover a circulação sanguínea, o que é bom, principalmente, para a saúde do coração (*xin*). Entretanto, toda atividade deve ser moderada e, portanto, jamais exaurir o corpo.

A terceira idade é o momento de preservar energia e, na concepção chinesa, grandes atividades, por longos períodos, contribuem para perdê-la, o que pode acelerar o envelhecimento. Portanto, deve-se dar preferência a caminhada, alongamento, hidroginástica, pilates e *yoga*. Há, também, grande benefício nos exercícios chineses para longevidade, como *Tai Chi Chuan, Qi Gong* e *Lian Gong*. Eles promovem a circulação de *qi* nos canais de acupuntura ao longo do corpo e, por isso, beneficiam os órgãos internos (*zang*), promovem concentração e conduzem o indivíduo à boa saúde e à boa respiração, além de acalmarem a mente. O *Lian Gong*, especialmente, auxilia a coluna e as articulações, eliminando dores comuns a essa fase.

Também é importante que o idoso busque atividades de lazer, pois a vida muda depois da aposentadoria e a rotina se modifica ou, muitas vezes, o indivíduo perde pessoas de seu convívio. Assim, é importante procurar novas atividades, abrir o coração para se relacionar, repensar os sonhos ou curtir as próprias realizações. É relevante, também, livrar-se dos sentimentos negativos, geralmente acumulados durante anos. Esses fatores também provocam o desequilíbrio dos órgãos e desencadeiam doenças. Se você está nesse período da vida, olhe para seu interior e dê valor a suas conquistas, ao que aprendeu ao longo da vida, dê sentido e significado à vida e à história construídas. Terapia Floral e Terapia Transpessoal, se realizadas com bons profissionais, ajudam muito nessa fase. Talvez seja possível aprender bastante com outras pessoas da mesma idade, em passeios ou atividades artísticas e voluntárias.

Os idosos são pessoas que, muitas vezes, moram sozinhas. O sentimento de solidão não está diretamente relacionado com o fato de viver só, mas com o de sentir-se só. Isso afeta principalmente o coração (*xin*), que é o mais importante dos órgãos vitais, pois abriga a consciência e toda a espiritualidade do ser humano. Portanto, se você se sente sozinho, saia mais de casa, faça novas amizades, busque algum trabalho voluntário ou novos cursos, dê atenção a um *hobbie* que nunca teve tempo de praticar. São diversas as atividades que podem ser realizadas para manter acesa sua luz interna.

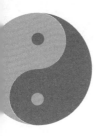

20

Nutrição de Gestantes e Lactantes

Andrea Maciel Arantes

Gestantes

A gestação é um período significativo para a mulher, sendo considerado, por muitas, o melhor momento da vida.

Na concepção chinesa, a gravidez é representada pelo movimento Água, que rege tanto o nascimento como a reprodução. É o momento do *yin* dentro do *yin*.

Em geral, as mulheres têm a maturidade do desenvolvimento orgânico aos 21 anos e, em seguida, entram em uma fase de estabilidade e saúde física. Embora a menarca apareça comumente antes dessa idade, o período dos 21 aos 35 anos é o ideal para a reprodução.

Depois dos 35 anos, o corpo começa a dar os primeiros sinais de enfraquecimento, até chegar aos 49 anos, quando ocorre o início do envelhecimento.

Aos 35 anos, a vitalidade do sangue (*xue*) já não é mais a mesma, em função dos longos anos de menstruação e da perda de muito *yin* até essa idade. Surgem as primeiras rugas, devido ao enfraquecimento do sangue (*xue*), e os canais *yang ming* e *chong mai*, que nutrem estômago (*wei*), intestino grosso (*da chang*) e rins (*shen*), dão sinais de declínio, em decorrência da perda da essência (*jing*), e enfraquecem, dando espaço a distúrbios gastrintestinais e ginecológicos. Há perda de energia (*qi*), surgindo flacidez e ganho de peso. Além disso, o cansaço pode aumentar, sendo agravado, principalmente, pelo excesso de trabalho e de atividades diárias.

114 PARTE 4 Nutrição segundo a Dietoterapia Chinesa

Nesse sentido, é importante que a mulher esteja em boas condições de saúde para gerar uma nova vida. Na visão da medicina tradicional chinesa, a boa saúde da mulher está profundamente relacionada à qualidade e à abundância de sangue (*xue*).

O sangue (*xue*) é uma substância essencial para a nutrição do organismo e, portanto, de natureza *yin*. É formado por vários fatores, inclusive pela alimentação, pela essência, pela respiração e pela perfeita atuação dos órgãos internos. Qualquer alteração em algum desses fatores, assim como o sentimento crônico de alguma emoção, pode atrapalhar a formação do sangue (*xue*) e influenciar em sua qualidade, prejudicando suas funções de nutrição. Somada a esses fatores está a perda de sangue que a mulher sofre todos os meses, com a menstruação, o que evidencia que a alimentação também é fundamental para a nutrição e a reposição de nutrientes tanto para a mulher, mãe, como para o bebê.

> Para tonificar o sangue, regular a menstruação ou preparar seu corpo para a gravidez, consuma Dang Gui (*Angelica sinensis*), sob forma de chá ou cápsulas, por, pelo menos, 3 meses, sob orientação de um profissional de medicina tradicional chinesa. Diminua a dosagem durante a gestação.

O feto cresce dentro do útero, que, em chinês, significa *palácio da criança* e, como mencionado anteriormente, armazena a essência na mulher (*qi* pré-celestial ou *jing*). Assim, a essência da mãe nutre a vida do bebê. Por isso, na concepção chinesa, é importante que a mulher cuide de sua alimentação *antes, durante* e *depois* da gravidez, a fim de que, com isso, possa ter sangue (*xue*) abundante para a nutrição do próprio organismo e para o desenvolvimento do bebê.

A mulher precisa cuidar da sua alimentação:

- Antes da gravidez, para fortalecer o organismo e prepará-lo para gerar uma nova vida dentro de si.
- Durante a gravidez, a fim de contribuir para o bom desenvolvimento do feto.
- Depois da gravidez, para fortalecer a si mesma e ganhar energia para viver mais e cuidar de seu filho.

Em função de o sangue (*xue*) ser uma substância de natureza *yin* e de a gestação também significar um período *yin* – com o desenvolvimento de um ser dentro de outro ser humano –, o pensamento oriental classifica esse momento como o *yin* dentro do *yin*.

Nesse sentido, é importante que a gestante vivencie uma fase *yin*, de redução de atividades e mais repouso. É interessante que ela tenha menos responsabilidades e preocupações, que não faça nada inteiramente novo, que possa ter mais momentos calmos e cuide de seus sentimentos. A ciência comprova que a tranquilidade da mente da futura mãe é essencial na gravidez e que qualquer bebê pode sentir o que sua mãe está sentindo.

A gestante também deve se alimentar muito bem. Sua alimentação deve ser reforçada com alimentos ricos em ácido fólico, ferro, zinco, cálcio, magnésio, potássio e ômega 3, que contribuem para o crescimento do feto e amenizam a atuação de metais pesados, como chumbo, cobre e mercúrio. Além disso, as gestantes podem se beneficiar com atividades integrativas leves, que harmonizam a mente, como *yoga, watsu, biodanza* e danças circulares, desde que sejam leves e não estimulem demasiadamente a circulação sanguínea.

> Na gestação, é importante não deixar de consumir alimentos de natureza *yin*, preferencialmente orgânicos e naturais. Bons exemplos são: leguminosas, como feijão e ervilha; abóbora cozida; frutas frescas, como banana e limão; ovos cozidos, que acalmam a mente e o feto; peixes, que nutrem os rins (*shen*); nozes, que oferecem minerais e aumentam a vitalidade; e vegetais verde-escuros, que são fontes de ferro e ácido fólico.

É importante:

- Não comer alimentos picantes e com ação purgativa, dando preferência aos de natureza doce, neutra e suave.
- Evitar todas as pimentas.
- Evitar alimentos excessivamente frios, que conduzem o *qi* para baixo.
- Moderar o consumo de amargos, cuja direção do *qi* é descendente.
- Evitar alimentos excessivamente gordurosos e ultraprocessados, além de bebidas alcoólicas e medicamentos em excesso.

Lactantes

É considerada lactante a mulher que está produzindo leite para amamentação. A boa alimentação é essencial para que ela possa produzir leite e nutrir seu bebê. Na concepção chinesa, o leite materno é oriundo do sangue (*xue*). Nas palavras de Zhang Jing Yue: "O leite do peito é um produto da transformação do *qi* e do sangue, dos canais *ren mai* e *chong mai*. Em direção descendente ao movimento do *qi* e do sangue, produzem-se as menstruações, enquanto, em movimento ascendente, produz-se leite" (*apud* Clavey, 2000).

Dentre as dificuldades que as mães encontram para amamentar, a medicina tradicional chinesa considera duas delas: a insuficiência na produção de leite materno e o fato de o leite não sair durante a amamentação.

Entende-se que há leite insuficiente quando sua produção é inferior a 60 mL e, simultaneamente, o bebê não está ganhando peso. Se a gestante perdeu muito sangue (*xue*) durante o parto ou já apresentava deficiências energéticas e nutricionais antes da gestação, pode encontrar dificuldades na fase de amamentação, já que, por falta de sangue, não produzirá leite.

Zhang Jing Yue relata que "quando existe lactação insuficiente após o parto, isso se deve à deficiência de *qi* e de sangue, que é causada pelo esvaziamento dos canais *ren mai* e *chong mai* no parto, que desgastou a energia da mulher, com a perda de energia e de sangue (*xue*)". Em geral, essa é a causa de depressão pós-parto, uma doença que afeta mulheres do mundo todo e que, na visão da medicina tradicional chinesa, está relacionada à deficiência de sangue (*xue*).

Da mesma maneira que o sangue (xue) nutre o corpo, ele também é a "raiz da mente" (Maciocia, 1996). Portanto, a abundância de sangue (*xue*) nutre e alegra o coração (*xin*), tornando o indivíduo feliz, ao passo que sua deficiência o enfraquece e o entristece.

Outra situação que perturba a amamentação é a dificuldade de o leite sair da mama. Fu Qing Zhu justifica que os problemas emocionais alteram o fluxo do *qi* e provocam estase do *qi* do fígado (*gan*), o que impede a fluidez do leite durante a amamentação. Por isso, "choro, lamento, tristeza, raiva e depressão, todos podem ser a causa de os canais de energia – no peito – não fluírem" (*apud* Maciocia, 2000).

As lactantes devem consumir alimentos que facilitem a formação de sangue (*xue*) e de leite, como as fontes de proteínas de origem animal (frango, carnes magras e caldo de galinha) e as fontes de proteína de origem vegetal (leguminosas). As sementes de abóbora, girassol e gérmen de trigo contribuem com muitos minerais que devem ser consumidos na gestação. Quando não houver sinais de mucosidade, elas devem consumir leite. A orientação é a de que mantenham a alimentação adequada e recebam acompanhamento nutricional até o fim da amamentação, para que se sintam bem nutridas tempos depois do parto. Além disso, a mulher deve cuidar da mente, trabalhando suas questões emocionais com a ajuda de um psicoterapeuta. A psicanálise afirma que muitos problemas de saúde relacionados com a alimentação começam na amamentação.

Além disso, a lactante deve manter uma nutrição adequada, com alimentos que nutrem a estrutura, ou seja, o *yin* e o sangue (*xue*).

Nos casos em que há insuficiência de leite ou em que o leite não esteja fluindo adequadamente, a acupuntura e as fórmulas magistrais chinesas – realizadas por profissional – oferecem resultados efetivos e não devem ser descartadas.

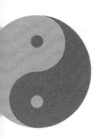

21

Pirâmide Alimentar Asiática

Andrea Maciel Arantes

Quando a dietoterapia surgiu, há milênios, no Oriente, não havia estudos elaborados, como as pirâmides alimentares. No entanto, uma pesquisa aprofundada, que envolveu a Faculdade de Saúde Pública de Harvard e a Organização Americana Oldways, deu origem à Pirâmide Alimentar Asiática, tomando como base a alimentação dos principais países da Ásia: Bangladesh, Camboja, Cingapura, Coreia do Norte, Coreia do Sul, China, Filipinas, Índia, Indonésia, Japão, Laos, Malásia, Mongólia, Mianmar, Nepal, Taiwan, Tailândia e Vietnã.

A seguir, será apresentada a explicação de cada item da pirâmide alimentar asiática. No entanto, deve ficar claro que não é necessário consumir alimentos orientais. Além disso, não é imprescindível utilizar a pirâmide de forma rigorosa para utilizar a dietoterapia chinesa no dia a dia. Como brasileira, respeito nossa cultura e incentivo o consumo da comida local. O foco, aqui, deve estar em entender a forma de consumir os grupos alimentares (cereal, legumes, frutas etc.) e em estipular os critérios para o cálculo do cardápio dentro de uma orientação nutricional que se baseia na diferenciação de síndromes da medicina tradicional chinesa (que será explicada nos capítulos seguintes). Da mesma maneira que cereais dão forma ao macarrão *chow mein*, p. ex., deles podem sair panquecas, tortas e muito mais. Tudo depende do "freguês".

Atividade física

Na base da pirâmide alimentar estão as atividades físicas, que devem ser regulares. Segundo a medicina tradicional chinesa, o corpo precisa do equilíbrio entre *yin* e *yang*. Enquanto *yin* é o repouso, *yang* é o movimento. Assim, é importante movimentar o corpo e descansar bem à noite.

A prática regular de exercícios físicos mantém e impulsiona o *yang* dentro do corpo. Isso significa que a atividade física estimula a circulação sanguínea, melhora o retorno venoso, auxilia nas funções do coração (*xin*), ativa a respiração, favorece o funcionamento dos órgãos internos e libera endorfina, o hormônio que provoca a sensação de bem-estar.

Grãos e cereais

Segundo a Figura 21.1, a base da alimentação está nas fontes de carboidratos, representados por grãos e cereais, evidenciando que eles são indispensáveis. Como nutricionista, não posso deixar de esclarecer que grãos e cereais devem ser integrais, pois são fontes de fibras e minerais importantes para o organismo. Dessa forma, saciam a fome, promovem energia e facilitam a formação de energia (*qi*). Aqui, há um detalhe particular: na China, nem todos os grãos e cereais são consumidos na forma integral,

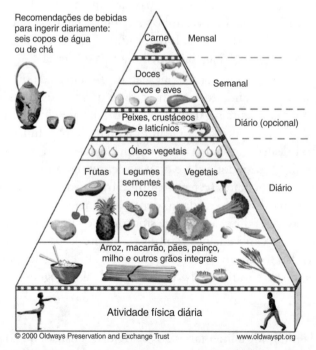

Figura 21.1 Pirâmide alimentar asiática. (Adaptada de Oldways, 2000.)

Pirâmide Alimentar Asiática **121**

por razões que vão desde a agricultura e a indústria de alimentos, até a cultura e a gastronomia, que dá preferência ao arroz branco (oriental) e a outras formas de farinha, como a de linhaça e a de trigo-sarraceno.

Exemplos de grãos e cereais: aveia, arroz, milho, painço, trigo, centeio, cevada e sorgo.

Frutas, legumes, leguminosas, sementes e verduras

Bem perto da base da pirâmide estão as frutas, os legumes, as verduras, as sementes e os demais vegetais, que devem ser consumidos diariamente. As frutas estimulam as funções orgânicas, são ricas em nutrientes e são facilmente digeridas, além de promoverem fluidos (*jinye*). Aproveite para consumí-las de acordo com a época de colheita.

Os legumes e as verduras estão na mesma posição das frutas, bem perto da base da pirâmide. Por isso, o consumo desses alimentos também deve ser diário. A natureza de cada vegetal varia conforme o local em que cresce. As raízes são de natureza *yin*, vêm da terra e são frias. Devem ser consumidas cozidas ou assadas. O sabor doce das raízes tonifica o baço (*pi*) e são boas fontes de energia. Já as verduras são mais leves, ricas em fibras e nutrientes, como ferro e cálcio. Elas são importantes para a saúde de qualquer pessoa, pois também contribuem para a formação de *yin*, nutrem órgãos ou vísceras, e concedem o *qi* necessário para as atividades

As leguminosas pertencem ao grupo dos feijões e são ricas em proteína. São sugeridas, principalmente, para corrigir deficiências de sangue (*xue*) e de *yin*.

Em dietoterapia chinesa, é preciso se atentar quanto ao preparo das refeições. Especiarias em geral (gengibre, anis e canela, p. ex.) aumentam o *yang* da refeição e devem ser evitadas em condições de calor patogênico, mas podem ser adicionadas como temperos nas preparações de quem precisa se aquecer. Já ervas frescas, como manjericão e hortelá, são ideais para quem está com calor patogênico e precisa de algo refrescante.

Com relação ao preparo dos alimentos, diferencie suas ações:

- Alimentos cozidos e acrescidos de azeite extravirgem são altamente benéficos e tonificam o *yang*. São ideais para combater o cansaço.
- Alimentos acrescidos de mel intensificam o sabor doce.
- Alimentos preparados com bebidas alcoólicas, como vinho, elevam o *qi* e o *yang* e devem ser evitados para o consumo diário.

Óleos vegetais

Os óleos vegetais assumem uma fatia fina, mas significativa, dentro da pirâmide. Eles são fundamentais para umedecer o organismo e favorecem a produção de fluidos orgânicos (*jinye*), cuja função é umedecer e hidratar o organismo.

Muitos óleos vegetais são gorduras saturadas, cujo uso diário não é recomendado. Os óleos de milho, de soja e de girassol são fontes de gordura poli-insaturada, que podem ser bons para a saúde, porque estimulam o fígado a produzir HDL, o colesterol bom. No entanto, o consumo frequente desses óleos aumenta o LDL, o colesterol ruim. Além disso, óleos e gorduras são mais pesados e altamente calóricos (9 kcal/g), dessa forma, eles ocupam uma fatia pequena dentro da pirâmide. Os óleos mais indicados para a alimentação diária são os monoinsaturados, como o azeite extravirgem.

Já as gorduras hidrogenadas e trans devem ser evitadas. Elas são comumente encontradas em alimentos ultraprocessados, como margarina, biscoitos e sorvetes.

A gordura acumulada no organismo causa umidade patogênica (*shi*), que, conforme mencionado anteriormente, é um agravo para a saúde e pode desencadear diversos desequilíbrios tratados na medicina chinesa.

Peixes e frutos do mar

O consumo de peixes e frutos do mar pode ser diário, mas é opcional. Lembre-se de que muitos peixes, atualmente, estão contaminados por metais pesados, devidos às condições ambientais inadequadas em todas as partes do mundo. A recomendação diária deve ser prescrita por nutricionista, pois, em cada fase da vida, há uma necessidade.

Ainda assim, os peixes são boas fontes de proteína e minerais. Eles saciam a fome e favorecem os cinco órgãos internos, especialmente os rins (*shen*) e o cérebro. Muitos deles, como salmão e sardinha, são ricos em ômega 3 e são importantes para a nutrição cerebral.

Doces

Assim como a carne vermelha, os doces estão no topo da pirâmide, o que sugere o consumo moderado. É importante ressaltar que o sabor doce é benéfico para o baço, mas os industrializados ricos em açúcar podem ser nocivos à saúde. O excesso de doces enfraquece as funções do baço (*pi*), levando à formação de muco. Para evitar o desejo compulsivo por doces, é necessário estar sempre bem nutrido, atingir suas metas calórica e proteica diariamente e alimentar-se com cereais integrais, raízes e alimentos amargos, como chá verde, farelo de aveia e chá de camomila.

Carnes e ovos

Na pirâmide alimentar asiática, o consumo de carnes brancas e ovos é mostrado como moderado. As carnes vermelhas estão no topo da pirâmide e devem ter um consumo reduzido. Aqui, é importante explicar por que esses alimentos estão no topo. Essa pirâmide se baseou no consumo de todos os povos asiáticos, mas há diferenças significativas na alimentação de cada um deles. Na Índia, p. ex., o consumo de lácteos faz parte da gastronomia, enquanto as carnes são evitadas. No Japão, ovos têm um grande espaço na alimentação diária. Na China, o consumo de carnes aumentou significativamente na última década. O povo chinês, atualmente, faz uso de carnes diariamente, p. ex., o que é bastante diferente do que foi visto e relatado no *China Study*, obra-prima de Colin Campbell, nos anos 1980.

Enquanto Dr. Campbell pesquisava alternativas para o tratamento do câncer, ele observou os padrões alimentares dos americanos e se surpreendeu com um extenso estudo que realizou no território chinês nessa época. Em contato com os chineses, Dr. Campbell (2016) notou que boa parte deles morria de pragas e parasitas, enquanto os americanos, em sua maioria, estavam morrendo de doenças crônicas e câncer. Isso o deixou intrigado. Ao realizar exames bioquímicos em diversos camponeses chineses, constatou que a qualidade do sangue era significativamente superior e suspeitou de que houvesse alguma relação com o que os chineses comiam diariamente.

Dr. Campbell notou que os americanos consumiam maior quantidade de gordura e proteína diariamente, enquanto os chineses consumiam maior quantidade de fibras e carboidratos, o que, nutricionalmente, é o mais adequado. A recomendação diária de carboidratos deve estar entre 50% a 60% da refeição. Dessa forma, os chineses apresentavam índices bem menores de obesidade e doenças cardiovasculares. Em decorrência de seus hábitos alimentares, os chineses tinham, também, o hábito de

124 PARTE 4 Nutrição segundo a Dietoterapia Chinesa

consumir leguminosas como grandes fontes de proteína vegetal (soja, fava e feijão azuki), diminuindo a necessidade do consumo de carne.

Entretanto, hoje, com a China em ascensão e a presença dos mais variados restaurantes nas grandes cidades, os chineses têm acesso a redes de *fast food*, churrascarias e empórios, o que não era possível antes dos anos 1990.

Os antigos livros de medicina tradicional chinesa estimulam o consumo de carnes, fígado, pé de galinha, tartaruga e até serpente. Esses são alimentos nutritivos, mas, para muitas culturas, não são concebíveis. Portanto, não incentivarei seu consumo aqui.

As carnes, em geral, devem ser acompanhadas de verduras, que são ricas em fibras e mais leves para quem sofre com problemas digestivos. Nesse sentido, a combinação de carne e amido também deve ser evitada. As fontes de amido são os carboidratos, como batata e mandioca.

O consumo mais intenso de carne vermelha é indicado quando a estrutura corporal precisa ser fortalecida, ou seja, em casos de grande debilidade física (pós-parto, atrofias, convalescença). Quando não for possível mastigar a carne, invista em caldos.

De maneira semelhante à pirâmide asiática, as diretrizes do *Guia Alimentar para a População Brasileira*, elaborado pelo Ministério da Saúde, alertam sobre o consumo de carnes:

> *O consumo moderado é recomendado, devido ao alto teor de gorduras saturadas nesses alimentos, que aumentam o risco de desenvolvimento da obesidade, de doenças cardíacas e de outras doenças, incluindo alguns tipos de câncer (...). No passado, acreditava-se que as crianças e também os adultos fisicamente ativos precisavam consumir alimentação com alto teor de proteína animal. Hoje, sabe-se que não é assim. Uma alimentação rica em proteínas animais contém alto teor de gorduras totais e de gorduras saturadas, portanto, pode não ser saudável.*

Além disso, o *Guia Alimentar para a População Brasileira* relata:

> *Os alimentos de origem animal também contêm colesterol, um componente lipídico que pode se acumular nos vasos sanguíneos, oferecendo risco de doenças cardiovasculares.*

Portanto, é preciso observar o prato e as escolhas alimentares. Embora a dietoterapia chinesa seja milenar e tenha recebido contribuições ao longo das dinastias orientais, a orientação nutricional é importante para adequar as necessidades únicas do indivíduo à sua rotina e cultura. Tudo isso pode ser associado à compreensão dos padrões de desequilíbrios dos órgãos internos, e os alimentos, mais uma vez, podem ser grandes coadjuvantes para a recuperação diante de uma doença e para a promoção de saúde. Um corpo saudável contribui para uma mente clara, melhora o raciocínio e favorece o bem-estar. Com uma alimentação saudável e apropriada à sua necessidade, seu corpo receberá os nutrientes de que precisa e você se sentirá ainda melhor com o passar dos anos.

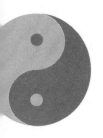

22

Metodologia da Dietoterapia Chinesa

Andrea Maciel Arantes

A dietoterapia chinesa é uma proposta de nutrição fundamentada na medicina tradicional chinesa. Assim, para sua realização, é necessário que o profissional promova a mesma coleta de dados que serviria para uma sessão de acupuntura, na qual comumente também se questiona sobre a alimentação do indivíduo, a fim de que um princípio de tratamento seja estabelecido para tratar doenças. Feito isso, os alimentos são selecionados conforme o padrão de desequilíbrio encontrado e associados a outras atividades terapêuticas que colaborem para a harmonia dos cinco movimentos (*wu xing*), aos quais os órgãos internos (*zang*) estão relacionados. Assim, nutre-se o indivíduo integralmente.

Também é importante ter em mente que preferências alimentares devem ser respeitadas pelo nutricionista, conforme a *Política Nacional de Alimentação e Nutrição*, promovida pelo Ministério da Saúde em 2006:

> *Uma vez que a alimentação é em função do consumo de alimentos, não de nutrientes, uma alimentação saudável deve estar baseada em práticas alimentares que tenham significado social e cultural. Os alimentos têm gosto, forma, aroma e textura. Todos esses componentes precisam ser considerados na abordagem nutricional. Os nutrientes são importantes, mas os alimentos não podem ser resumidos a veículos deles, pois agregam significações culturais, comportamentais e afetivas singulares, que jamais podem ser desprezadas. Portanto, o alimento, como fonte de prazer e identidade cultural ou familiar, também é uma abordagem necessária para a promoção de saúde.*

128 PARTE 4 Nutrição segundo a Dietoterapia Chinesa

Destaco, aqui, que a dietoterapia chinesa, como parte da orientação nutricional, também é reconhecida pelo Conselho Federal de Nutrição, dentro da Resolução 681, de 19 de janeiro de 2021, a qual autoriza o nutricionista a adotar a acupuntura a partir da formação técnica ou da pós-graduação, com carga horária mínima de 1.200 horas, sendo, pelo menos, 30% da referida carga horária destinados a aulas práticas presenciais e 200 horas destinadas a prática da dietoterapia chinesa e da prescrição de fórmulas magistrais chinesas. Dessa forma, o uso da dietoterapia chinesa como orientação é atividade do nutricionista que faz uso dessas práticas integrativas.

Na prescrição nutricional baseada na dietoterapia chinesa, a escolha dos alimentos deve estar alinhada à necessidade individual. Conforme afirma o Dr. Lu (1997), "a teoria dos chineses está baseada no equilíbrio, não no excesso".

Segundo Flaws (1998), para realizar a dietoterapia chinesa, é necessário respeitar alguns princípios, que serão descritos a seguir:

- *Associar os cinco sabores nas refeições*: os alimentos são classificados em cinco sabores. Cada um deles proporciona vitalidade a determinado órgão interno (*zang*). Ao associá-los harmonicamente, o indivíduo nutrirá de maneira simultânea as funções do fígado (*gan*), do coração (*xin*), do baço (*pi*), do pulmão (*fei*) e dos rins (*shen*).

- *Buscar alimentos saudáveis*: é inegável que alimentos integrais e frescos são as melhores opções. Além disso, o alimento natural é fonte de *qi* e contribui para a vitalidade do corpo. Um fato curioso é que as chinesas, p. ex., vão diariamente à feira, para comprar alimentos frescos, às vezes mais de uma vez ao dia, enquanto, por aqui, o hábito é ir uma vez na semana. Precisamos nos aproximar mais da natureza.

- *Balancear a temperatura e a natureza dos alimentos conforme o tratamento*: esse é um item muito importante. A temperatura pode influenciar o indivíduo. Quando um alimento é aquecido, ele muda de natureza e passa a ser morno; ao ser refrigerado, ele passa a ser frio. Além dessas alterações, existem alimentos que, em temperatura ambiente, são frios, como a melancia, por exemplo . Se o objetivo do tratamento for aquecer o indivíduo e aumentar o *yang*, alimentos frios devem ser evitados.

Metodologia da Dietoterapia Chinesa **129**

- *Selecionar os alimentos de acordo com a necessidade da pessoa*: uma vez que cada um deles desempenha uma função dentro do organismo, é necessário escolhê-los considerando a necessidade individual dentro do tratamento. Essa recomendação já era vista no Nei Jing (*apud* Flaws, 1998): "se existe calor, refresque. Se existe frio, aqueça. Se existe secura, umedeça. Se existe umidade, drene. Se existe deficiência, fortaleça. Se existe excesso, disperse".

- *Alimentar-se nos horários corretos*: tão importante quanto se alimentar é buscar o momento adequado para a alimentação. Em dietoterapia chinesa, os horários corretos são escolhidos de acordo com o ciclo do *qi*, o relógio biológico oriental.

- *Cozinhar os alimentos no tempo apropriado*: a cocção além do prazo pode levar à perda de nutrientes. Cada alimento tem seu tempo – é preciso observar isso.

- *Equilibrar a escolha dos alimentos conforme as estações do ano*: a medicina chinesa foi desenvolvida a partir da observação da natureza e das estações do ano. Naquela época, as estações do ano eram marcantes e não havia as previsões meteorológicas que conhecemos atualmente. O cuidado com a escolha dos alimentos era fundamental para a preservação da saúde e para a manutenção da temperatura corporal. As vestimentas e as construções também eram mais simples. Por isso, ao sair de casa, era importante estar agasalhado e consumir alimentos aquecidos para manter o corpo confortável. Hoje, sabemos que nem sempre as estações do ano são marcantes, que podemos nos precaver quanto a uma frente fria e que o clima difere muito de um país para outro. Portanto, a respeito deste item em especial, sugiro que o indivíduo respeite o clima do dia, mas realize a escolha alimentar apropriada à diferenciação de síndromes.

- *Basear o tratamento na diferenciação de síndromes da medicina tradicional chinesa*: as síndromes são padrões de desequilíbrio que envolvem tanto os órgãos internos como as substâncias fundamentais. A partir da identificação dos padrões e dessa diferenciação, o princípio de tratamento deve estar estabelecido e a dietoterapia chinesa pode ser sugerida.

- *Recuperar as funções de estômago e baço para promover o apetite*: o apetite é uma função do baço (*pi*) na medicina tradicional chinesa. Quando há perda do apetite ou qualquer dificuldade para distinguir gostos, é o baço que deve ser fortalecido.

130 PARTE 4 Nutrição segundo a Dietoterapia Chinesa

- *Respeitar as contraindicações*: na dietoterapia chinesa, as contraindicações referem-se aos alimentos e às ações que devem ser evitados, por provocarem gasto excessivo de energia, o que resulta em danos aos órgãos internos (*zang*). Para quem apresenta sintomas de frio, alimentos crus devem ser evitados, porque já são suficientemente frios. As regras devem ser respeitadas para que o tratamento seja eficaz. Afinal, não adiantará ingerir alimentos que facilitem a digestão e, em seguida, tomar sorvete, que é úmido e frio.

O consumo excessivo de determinado alimento ou de determinado sabor também não é bom para o organismo. Todos os sabores são importantes e nenhum deles deve ser plenamente retirado do cardápio. Da mesma maneira, é importante atentar-se aos sabores quando o órgão está demasiadamente fraco. O sabor salgado, p. ex., estimula as funções dos rins (*shen*). Alimentos que vêm do mar são naturalmente salgados e podem ajudá-lo. Isso não requer adição de sal para estimular os rins.

Portanto, na dietoterapia chinesa, os sabores são usados para estimular as funções dos órgãos internos, mas devem ser selecionados conforme o princípio de tratamento do profissional, associando-se, portanto, a uma avaliação e a uma orientação nutricional completa.

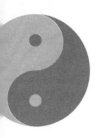

23

Princípios e Regras da Dietoterapia Chinesa

Andrea Maciel Arantes

Em geral, nos tratamentos da medicina tradicional chinesa, a prescrição de fórmulas magistrais chinesas tem grande destaque e, obviamente, o uso de ervas é muito mais efetivo do que o consumo de alimentos (por isso, as ervas são mais utilizadas para tratamento do que para prevenção). Assim, a dietoterapia chinesa atua no tratamento de doenças, mas de maneira mais branda em relação às ervas e às fórmulas magistrais, devendo ser utilizada como complemento às demais terapias chinesas.

Nesse sentido, o objetivo não é apenas curar, mas também corrigir hábitos alimentares que sustentam diversas doenças, tornando essa ferramenta mais acessível à população do que os demais recursos da medicina tradicional chinesa.

Assim, além dos sabores e da natureza de cada alimento, é importante saber quando e como os utilizar, para aproveitá-los de modo terapêutico.

Antes de entender as oito regras terapêuticas (*Zhong Yi Ba Fa*), é necessário identificar os sinais de desequilíbrio dentro da teoria de diferenciação dos oito princípios (*Ba Gang Bian Zheng*).

Yin ou *Yang*

Primeiramente, é preciso observar se os sinais de desequilíbrio têm característica *yin*, relativa à estrutura do organismo, ou *yang*, relacionada com as funções dos órgãos.

Comumente, quando um desequilíbrio acomete a estrutura do corpo, significa que a doença já avançou e provocou uma lesão, a qual,

132 PARTE 4 Nutrição segundo a Dietoterapia Chinesa

em geral, pode ser identificada em radiografias, por exemplo. Quando a doença afeta as funções dos órgãos, o indivíduo apresenta sintomas contrários ao bom funcionamento do organismo, como diarreia, falta de ar e má digestão.

As doenças relacionadas com o *yin* e o *yang* têm as seguintes características:

- *Doenças de natureza* yang: são quentes, provocam ardência, têm aparência avermelhada, podem surgir de maneira súbita (infecção). Causam inquietação, geram maiores dores e agitam a mente.
- *Doenças de natureza* yin: são frias, têm aparência pálida ou azulada, geram dores difusas e têm surgimento é lento e gradual, como as doenças crônicas. Causam enfraquecimento contínuo e podem ser de difícil tratamento.

Frio ou calor

É necessário observar se os sinais de desequilíbrio demonstram aumento de frio ou de calor no organismo.

Quando o *yang* prevalece em relação ao *yin*, os sintomas são de calor; quando o *yin* prevalece sobre o *yang*, os sintomas são de frio. Quando há frio no organismo, as funções se tornam mais lentas, podendo haver dores, contratura muscular e secreção branca e aquosa, além de sensação constante de frio.

O calor no organismo gera face avermelhada, sede intensa, urina escassa ou sensação de queimação. Em geral, também há erupções cutâneas e propensão a processos inflamatórios.

Deficiência ou excesso

Deve-se observar se os sinais de desequilíbrio demonstram fraqueza dos órgãos ou se eles estão debilitados pela presença de fatores patogênicos, como calor, umidade, frio e vento.

Quando há deficiência de *yang*, as funções ficam prejudicadas, havendo lentidão nas transformações e no metabolismo. Assim, surgem sensações constantes de frio e propensão à formação de edema (umidade).

Quando há deficiência de *yin*, as estruturas ficam enfraquecidas, havendo falta de fluidos corporais. Sem fluidos, as estruturas se desgastam e o calor aumenta, provocando sudorese, secura e inquietação mental.

As condições de excesso podem ser externas ou internas, como descrito a seguir:

- *Excesso por agentes patogênicos externos*: é oriundo de condições climáticas, como frio (*biao ban*), calor (*biao re*), vento (*biao feng*), secura ou calor de verão. Surge quando o indivíduo se submete excessivamente e sem proteção a essas condições. Os sinais de excesso são sentidos na superfície, ou seja, somente no nível da pele e dos músculos, não afetando os órgãos internos. Alguns exemplos são alergias, dermatites, reumatismos e lesões.

- *Excesso por agentes patogênicos internos*: é causado por resíduos oriundos de alimentação, medicação ou substâncias tóxicas. São resíduos que não foram eliminados nem transformados pelo organismo, como mucosidade (*tan yin*) e umidade (*shi*), ou que se formaram como calor interno. Os sinais de excesso advindos de acúmulos são sentidos no interior do organismo, podem causar dores ou mal-estar e, geralmente, comprometem o funcionamento das vísceras (*fu*), como bexiga, vesícula biliar, intestino grosso e intestino delgado. Alguns exemplos são muco, leucorreia, cálculos biliares, cistos, nódulos e acnes.

Superficial ou profundo

É preciso observar se os sinais são de natureza aguda e acometem a superfície, a pele, os pelos e os órgãos dos sentidos ou se são de natureza crônica e afetam o interior, alterando o funcionamento de órgãos e vísceras.

Quando algo acomete rapidamente a superfície do corpo, não chega a alterar profundamente o funcionamento dos órgãos. Nesse caso, na medicina chinesa, dizemos que a doença está na superfície. Aqui, ela pode ser tratada de forma rápida, ao passo que, se deixar de ser cuidada, pode evoluir e se aprofundar, chegando aos órgãos e às vísceras. Nesse caso, significa que a doença piorou.

Ao entender os sinais e diferenciá-los em oito princípios, é possível entender a natureza da doença e, assim, estabelecer o tratamento. O profissional pode escolher a técnica que será utilizada dentro das oito regras terapêuticas (*Zhong Yi Ba Fa*) que comumente são utilizadas na acupuntura. As três primeiras especialmente aplicadas para expulsar fatores patogênicos são:

Sudação: termo utilizado para a técnica de induzir o indivíduo à transpiração em caráter terapêutico, para combater a invasão de agentes patogênicos, como o vento frio em resfriados com febre. O vento frio invade a pele e a porção defensiva do corpo, que é comandada pelos pulmões (*fei*). Os alimentos de natureza quente e picante, como gengibre, alho, cravo e canela, juntos, induzem a transpiração, eliminando o frio patogênico.

Vomição: técnica utilizada para induzir o vômito, em casos de envenenamento. Não recomendo a prática em casa.

Purgação: termo utilizado para o ato de induzir o indivíduo a eliminar resíduos e fatores patogênicos pelo intestino, por meio das ações purgativa e carminativa. São utilizados, para isso, a raiz de bardana e o sene, por exemplo.

Regularização: método utilizado para harmonizar o organismo em situações simultâneas de frio e calor.

Resfriamento: técnica utilizada para resfriar o indivíduo em momentos de calor intenso, como no verão ou em regiões muito quentes. Alimentos frescos e refrescantes, como melancia, pera e pepino refrescam o organismo e podem ser consumidos para tratar calor patogênico no caso de cistite aguda.

Calorificação: termo utilizado para a técnica de aquecer em momentos de frio. Alimentos picantes e mornos, como o gengibre seco e as pimentas, mobilizam a circulação e aquecem o organismo.

Tonificação: método utilizado para fortalecer a energia tanto de um indivíduo como de um órgão específico. Quando alguém sofre de fraqueza muscular, há necessidade de tonificar o baço (*pi*), sendo indicados alimentos de sabor doce, como frango e batata-doce. A fim de promover a energia geral e melhorar o cansaço, o ginseng sob forma de chá ou cápsulas é o mais recomendado.

Dispersão: técnica empregada para dispersar fatores patogênicos ou remover acúmulos, como a umidade (*shi*), em momentos de grande retenção de líquidos (edema). As leguminosas são os alimentos que mais favorecem isso.

O consumo dos alimentos para tratamento deve ser observado de perto, até que os sinais de desequilíbrio cessem. Isso pode acontecer em uma semana ou em meses. Entretanto, qualquer tratamento da medicina tradicional chinesa deve ser feito regularmente, já que o corpo se modifica ao longo do tempo de tratamento.

> Na concepção chinesa, nos quadros de excesso, geralmente há necessidade de dispersão, vomição ou sudação. Quadros de deficiência referem-se ao mau funcionamento dos órgãos internos. Nesse sentido, os alimentos escolhidos serão utilizados por períodos mais longos.

O Quadro 23.1 diferencia os sinais de desequilíbrio na superfície (exterior) e na profundidade (interior), além das técnicas empregadas para tratamento.

Quadro 23.1 Técnicas de tratamento

Região	Ft patogênico	Sintomas	Técnica
Superfície	Frio	Aversão ao frio, contraturas musculares, calafrios	Sudação
	Calor	Febre, sede, prurido, erupções cutâneas	Dispersão
	Umidade	Edemas, dores fixas e surdas	Dispersão
	Secura	Pele, boca e nariz secos	Regularização
	Vento	Dores migratórias	Dispersão
Profundidade	Frio interno	Membros frios, palidez, fezes amolecidas, letargia, aversão ao frio	Calorificação
	Calor interno	Rosto avermelhado, febre vespertina, sede e desejo por líquidos frios, fezes secas, agitação mental	Resfriamento
	Umidade interna	Urina turva, edema, sensação de peso, secreções	Dispersão
	Vento interno	Vertigem e tremores	Tonificação
	Deficiência de *yin*	Transpiração noturna, secura da pele, agitação e instabilidade	Tonificação
	Deficiência de *yang*	Membros frios, palidez, cansaço frequente, sonolência	Tonificação
	Excesso	Dores agravadas por pressão, obstipação	Regularização e purgação

136 PARTE 4 Nutrição segundo a Dietoterapia Chinesa

Sinais que estão na superfície pertencem a fatores patogênicos externos, oriundos de fatores climáticos que penetram na pele e acometem os canais de energia, impedindo o fluxo harmônico do *qi*.

Os tratamentos para condições de excesso e para deficiências são muito peculiares na visão da medicina chinesa. No caso das condições de excesso, a prioridade é a remoção dos agentes patogênicos (sejam de origem externa, sejam de origem interna). Já para as condições de deficiência, o objetivo é o fortalecimento do órgão afetado. A dietoterapia chinesa trata as duas condições. Em condições de excesso, como calor, umidade, vento ou metais pesados e toxinas em geral, os alimentos crus e de natureza descendente são sugeridos até que os sintomas melhorem. Nas deficiências, conforme mencionado, os tratamentos são mais longos e os alimentos são direcionados à saúde do órgão doente.

É muito comum que as condições sejam mistas, especialmente em doenças crônicas. Nesse caso, sugiro que o profissional foque em remover agentes patogênicos por meio de fórmulas magistrais e observe a melhora do quadro. Em seguida, a partir da melhora, alimentos específicos para deficiência devem ser consumidos. Geralmente, os sinais de natureza *yang* (calor e vento) rapidamente somem, mas os de natureza *yin* (umidade e frio) levam um tempo maior para serem eliminados.

Enquanto a doença estiver na superfície, será muito mais fácil de ser tratada do que quando estiver no interior. Em doenças de superfície, acupuntura, massagem, ventosa e *guasha* podem trazer melhores resultados do que a dietoterapia chinesa.

Em diversos casos, fatores exógenos e endógenos se misturam e é importante que o profissional avalie o que está contribuindo para o agravo da doença, ou seja, se ela é oriunda de hábitos alimentares ou de exposição inadequada ao clima, por exemplo.

Em todos os casos, a alimentação inadequada pode agravar doenças. Portanto, a técnica escolhida auxilia na escolha dos alimentos adequados para combater o desequilíbrio apresentado pelo indivíduo.

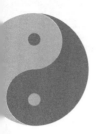

24

Contaminação, Intoxicação e Desintoxicação

Andrea Maciel Arantes

Contaminação, intoxicação e desintoxicação são condições distintas, merecem atenção e tratamento diferenciados. Por isso, antes de tudo, é preciso entender as diferenças entre contaminação, intoxicação e desintoxicação no contexto empregado neste capítulo.

A contaminação ocorre quando há ingestão de qualquer item nocivo ao organismo, comumente por falta de higiene, envolvendo contágio por microrganismos vivos (bactérias, micróbios e parasitas em geral). Isso é o que a medicina tradicional chinesa denomina "calor tóxico", como relata Clavey (2000): "A ideia básica sobre algo tóxico é de que seja prejudicial ao corpo, com a conotação de severidade em chinês". A contaminação tem início rápido e deve ser tratada rapidamente.

A intoxicação ocorre por substâncias químicas, o que também engloba os agentes químicos encontrados nos alimentos industrializados. Além disso, alimentação inadequada, ingestão anormal de alimentos e nutrição com apenas um tipo de alimento são condições que podem causar danos ou acumular resíduos e toxinas dentro do organismo. Dependendo de suas características, elas são classificadas como umidade (*shi*) ou calor interno (*re*).

De acordo com a medicina tradicional chinesa, os fatores patogênicos externos (climáticos), internos (emocionais) e mistos (hábitos de vida, alimentação, entre outros) são as causas das doenças. Entretanto, "as origens de um padrão de desarmonia são vistas em termos de uma combinação recíproca de fatores de doença, não em termos de uma única doença"

138 Parte 4 Nutrição segundo a Dietoterapia Chinesa

(Ross, 1994). Embora muitos alimentos não contenham vírus nem bactérias, são compostos por elementos químicos que não fazem bem ao organismo, como edulcorantes. Os efeitos nocivos dos itens industrializados podem não ser sentidos de imediato, mas também fazem mal. É o que acontece com refrigerantes, sorvetes e biscoitos, que, além do excesso de açúcar, contêm substâncias que alteram o sabor dos alimentos.

Assim, em medicina chinesa, qualquer acúmulo é uma condição de *excesso que necessita de dispersão* e, em alguns casos, de desintoxicação e de detoxificação.

Ao comer algo contaminado por bactérias, o corpo rapidamente dá sinais de mal-estar, como vômito, diarreia, náuseas, dor de cabeça com sensação de peso e cólicas abdominais. Nesse caso, é indispensável procurar a ajuda de um profissional e, ao mesmo tempo, beber muito líquido e não deixar de se cuidar até que os sinais cessem.

A intoxicação também pode ser gradual, como no caso do acúmulo de metais pesados. Para eliminá-los, sugere-se o consumo de vegetais verdes e frutas cítricas orgânicas, que, além de serem nutritivos, contribuem para esse fim.

É importante adotar uma alimentação saudável e natural. Isso é um desafio para todos que vivem em grandes centros urbanos. Entretanto, já é possível encontrar boas refeições nos restaurantes, em lojas de produtos naturais, nas feiras livres e nos mercados. O melhor é sempre ter a oportunidade de preparar as próprias refeições ou, se isso não for possível, buscar alternativas seguras, saudáveis e confiáveis fora de casa.

Sinais de intoxicação

Na medicina chinesa, os resíduos e as substâncias nocivas são uma condição de *excesso*, porque são retidos e se acumulam no organismo. O corpo humano busca naturalmente o equilíbrio e tende a expulsar tudo aquilo que não lhe faz bem. Desse modo, as toxinas e os resíduos podem se manifestar sob forma de erupções cutâneas, na urina ou nas fezes, em secreções e na transpiração excessiva. Além disso, segundo a medicina chinesa, as substâncias tóxicas podem ser identificadas na língua e no pulso.

É importante ressaltar que a umidade patogênica (*shi*) pode ter características de calor ou de frio, dependendo do indivíduo, conforme relata Clavey (2000):

Um tipo de corpo excessivamente yin não se tornará calor facilmente, mas se tornará frio e frio-umidade. Um corpo predominantemente yang se tornará quente (com umidade calor) tão logo a umidade se apresente.

Assim, nos quadros de excesso, é necessário rever a alimentação e eliminar os fatores patogênicos. Em condições mais avançadas, a umidade (*shi*) pode evoluir e dar origem a cistos, nódulos ou massas abdominais. O calor patogênico pode secar os líquidos orgânicos, enfraquecer as estruturas anatômicas e levar o organismo a condições inflamatórias. Para tratar isso, é necessário consumir alimentos que promovam fluidos.

O Quadro 24.1 mostra a diferenciação das condições de excesso nos padrões de umidade patogênica, que se dividem em frio e calor.

Quadro 24.1 Diferenciação das condições de excesso nos padrões de umidade patogênica

Manifestação	Umidade-calor	Umidade-frio
Face	Face avermelhada	Face azulada ou pálida
Sede	Desejo por líquido frio	Ausência de sede
Paladar	Amargo	Adocicado
Sensação	Calor constante	Frio e peso nas pernas
Febre	Vespertina	Ausente
Fezes	Com dor abdominal e cheiro pútrido	Amolecidas e sem cheiro
Urina	Amarelada	Turva
Secreção	Amarelada ou esverdeada	Esbranquiçada
Pele	Erupções avermelhadas, quentes e dolorosas	Oleosa e edemaciada
Cheiro	Forte e agudo	Ausente
Língua	Revestimento espesso e amarelado	Espesso e esbranquiçado
Pulso	Rápido e cheio	Lento e escorregadio
Emocional	Agitação	Lassitude
Alimentação	Alimentos ensopados, amargos e refrescantes	Alimentos assados com especiarias

Adaptado de Maciocia, 1996.

140 PARTE 4 Nutrição segundo a Dietoterapia Chinesa

Na língua, os fatores patogênicos se manifestam com revestimento espesso (saburra) de cor amarelada, quando há calor, ou esbranquiçada, quando há frio. Em casos graves, como calor tóxico, os revestimentos são escurecidos.

No pulso, os fatores patogênicos também podem ser identificados, mas devem ser avaliados por profissional de medicina tradicional chinesa.

Na pele, os fatores patogênicos podem se manifestar como acne e cravos, nos casos de umidade-calor, ou apenas com oleosidade, em umidade-frio.

As secreções (coriza, catarro ou leucorreia) podem ser amarelo-esverdeadas, quando há sinais de calor, ou esbranquiçadas, na presença de frio.

Uma das maneiras mais rápidas de identificar fatores patogênicos é a observação das fezes. A umidade-calor é encontrada em fezes mal cheirosas, de início agudo, acompanhadas de dor abdominal. É comum que essas fezes não saiam com facilidade, ao passo que, quando há umidade-frio, as fezes são amolecidas.

Outro meio de observação é a urina, que apresenta cor bastante amarelada e é acompanhada de cheio forte (pode apresentar bactérias), em condições de umidade-calor, mas, em condições de umidade-frio, a aparência é turva.

Quando há umidade-calor, a pele pode apresentar erupções cutâneas de cor avermelhada, acompanhadas de coceira. Contudo, devem ser identificadas e diferenciadas dentro dos tratamentos em medicina tradicional chinesa.

Quando desintoxicar?

Na dietoterapia chinesa, o primeiro passo consiste em eliminar fatores patogênicos quando há presença significativa de qualquer um deles (frio, calor ou umidade). Para isso, alguns alimentos são comumente recomendados, por sua ação desintoxicante, e podem ser utilizados sempre que surgirem os sinais.

Os alimentos que contribuem para a desintoxicação do organismo são primariamente de sabor ácido e auxiliam nas funções do fígado, que é o órgão "desintoxicante" do corpo. Alimentos de sabor amargo agem de cima para baixo, secam os líquidos em excesso e favorecem os intestinos, o que, em muitos casos, contribui para a perda de peso. Além disso, abóbora, alho, arroz integral, bardana, caqui, uva, ostra, feijão preto, maçã e espinafre são bons aliados. O consumo regular de cápsulas de espirulina também é muito benéfico para o fígado. Alimentos ricos em ômega 3, como a linhaça, também contribuem e favorecem para a limpeza das artérias, do sangue e da pele.

Em qualquer situação de intoxicação, contaminação e desintoxicação, também é recomendado diminuir a quantidade de comida, no sentido de torná-las mais leves, para facilitar a digestão e observar as manifestações. Jejuns semanais não estão descartados quando as condições de *excesso* acometerem as funções orgânicas e comprometerem a saúde do indivíduo, mas, naturalmente, cada caso deve ser analisado.

Na vida moderna, a intoxicação vai muito além do corpo físico. Do mesmo modo que alimentos industrializados e agrotóxicos não fazem bem para a saúde, pensamentos e sentimentos negativos vivenciados de maneira crônica desequilibram o funcionamento dos órgãos internos (*zang*).

O ser humano moderno está sendo intoxicado diariamente, não somente por comida inadequada, mas também por poluição, estresse, pensamentos negativos e atitudes carregadas de sentimentos ruins.

Mágoa, culpa, vergonha, desejo de vingança, obsessão, medo, ira e raiva têm efeito ainda mais nocivo do que o de um alimento tóxico, pois, enquanto o corpo tende a expulsar aquilo que não lhe faz bem, sentimentos negativos e emoções destrutivas não saem com medicação ou alimentação. É preciso olhar para si mesmo e, muitas vezes, buscar ajuda de profissional de saúde mental.

Há muitas maneiras de "desintoxicar a mente", desde conversar com os amigos, contratar um psicoterapeuta, praticar atividade física regular, dançar, plantar, envolver-se em atividades artísticas e/ou meditar.

Para limpar o corpo, a mente e o espírito

Para o corpo, busque uma alimentação saudável, pratique atividades físicas e faça exercícios respiratórios com consciência, de preferência, ao ar livre. Essas atitudes impulsionam o movimento do *qi* ao longo do corpo, o que impede o acúmulo de toxinas. Consuma, com frequência, alimentos que promovam fluidos e que tenham sabor ácido, como limão e tangerina, e não deixe de beber a quantidade de líquidos necessária, conforme sua idade e seu peso.

continua

> Assim como o corpo, a mente também precisa ser "limpa". Trabalhe seus medos e suas emoções destrutivas, evitando permanecer muito tempo com eles. Pratique a meditação. Atualmente, existem muitos cursos e muitas informações sobre essa prática, na internet e nas redes sociais.
>
> Para o espírito, cultive seus valores internos. Elevar a consciência e vivenciar as virtudes humanas é colocar a espiritualidade em prática diariamente. Estes também são recursos para lidar com as dificuldades da vida, que podem intoxicar a rotina.

Não adianta consumir alimentos saudáveis se o interior estiver abarrotado de sentimentos negativos. É preciso dar à mente e ao espírito a mesma qualidade de nutrição que escolhemos ao alimentar o corpo.

PARTE 5
Alimentos

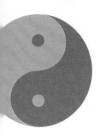

25

Fisiologia Energética dos Alimentos

Andrea Maciel Arantes

A atribuição energética do alimento é a grande diferença do olhar chinês em relação à dietética convencional.

Quando se consideram os aspectos energéticos, é possível observar que cada alimento apresenta uma direção de energia que o diferencia e o caracteriza. Nos vegetais, p. ex., as partes altas de uma planta adquirem característica *yang*. Por isso, são ideais para estimular os intestinos. Já as raízes assumem característica *yin* e são frias.

Assim como a farmacopeia chinesa, os conceitos energéticos dos alimentos foram preservados e são primordiais na dietoterapia. Por isso, ela é sugerida conforme as características dos alimentos e as necessidades da pessoa.

O sabor, p. ex., na visão oriental, é um aspecto energético que tem efeitos peculiares dentro do corpo. Além disso, "os sabores compostos artisticamente devem estimular os sentidos e o paladar" (Fahrnow, 2003).

Aspectos energéticos | Os cinco sabores

Segundo a concepção chinesa, sabor não diz respeito ao gosto de determinado alimento, mas à sua função dentro do corpo e ao órgão em que ele age, conforme explica Cheng (2008):

> *Os sabores de várias ervas descritas nas matérias médicas não correspondem a seus sabores reais e, muitas vezes, a determinação dessa propriedade é feita de acordo com as ações da erva no organismo. Exemplificando,*

146 PARTE 5 Alimentos

se determinada erva é comprovadamente capaz de dispersar fatores pato-
gênicos da superfície, ainda que a degustação não seja acre (picante),
ela será classificada como tal. Outra com efeito comprovadamente toni-
ficante do qi será classificada como doce, mesmo que, à degustação, não
se evidencie esse sabor.

Cada órgão interno está relacionado a determinado sabor, ou seja, em
condições normais, um órgão é beneficiado por um sabor, porque esse
sabor estimula as funções de um órgão a partir de sua ação e da direção
de energia (*qi*) contida no alimento.

Então, todos os alimentos naturais são divididos em cinco sabores:
ácido, amargo, doce, picante e salgado. Assim, cada sabor está relacionado
com um dos cinco órgãos vitais, conforme o Capítulo 23 do *Su Wen*:

> *O azedo vai ao fígado, o amargo vai ao coração, o doce vai ao baço,*
> *o apimentado vai ao pulmão e o salgado, aos rins.*

No Quadro 25.1, estão as respectivas funções de cada sabor e sua
relação com os órgãos internos.

Quadro 25.1 Funções de cada sabor e sua relação com os órgãos internos	
Sabor	**Ação**
Ácido | Direções ascendente, descendente e dispersiva	Age no fígado (*gan*) e na vesícula biliar (*dan*). Nutre o sangue, dispersa estagnações e favorece olhos, articulações, tendões, unhas e ciclo menstrua
Amargo | Direção descendente – age de fora para dentro	Age no coração (*xin*) e desce para o intestino delgado (*xiao chang*) nos vasos sanguíneos. Nutre o sangue, acalma a mente (*shen*) e estimula a diurese e a eliminação de resíduos
Doce | Direção ascendente; em excesso, descende	Atua no baço (*pi*) e no estômago (*wei*), beneficiando a digestão. Tonifica o *qi*, aquece o interior e harmoniza os demais sabores
Picante | Direção ascendente – age de dentro para fora	Atua nos pulmões (*fei*) e no intestino grosso (*da chang*). Favorece as vias respiratórias e a abertura dos poros. Estimula a circulação de energia e de sangue e melhora edema
Salgado | Direção descendente – age para dentro	Nutre o *yin* e o *yang* dos rins (*shen*). Promove vitalidade, melhora o cansaço, beneficia ouvidos, ossos, coluna vertebral, cérebro e órgãos reprodutores e conserva a temperatura corporal

Aspectos energéticos | Natureza do alimento

A natureza do alimento é moldada de acordo com as condições ambientais em que ele cresce e com aquilo que ele tem em abundância. Alimentos que ficam expostos a muito sol e crescem em ambientes quentes proporcionam ao corpo a característica *yang*, podendo ser mais secos, por apresentarem baixo teor de água. Eles são mornos e quentes. Muitas vezes, são tônicos naturais. Alimentos que surgem em épocas ou regiões mais frias apresentam característica *yin*, podendo ser mais úmidos e ricos em água.

Os alimentos também apresentam características diferentes. Alimentos com mais *qi* são mais leves e cheirosos, com característica *yang*. Alimentos com mais *wei* são mais pesados e saborosos, com característica *yin*.

Aspectos energéticos | As cinco energias

Além da classificação entre *yin* ou *yang* e o sabor do alimento, existem, também, as cinco energias, divididas em:

Fria: são os alimentos que resfriam o corpo e baixam a temperatura corporal. São usados para eliminar calor patogênico, mas não devem ser consumidos em grandes quantidades.

Refrescante: refrescam e umedecem o organismo. Podem ser consumidos diariamente, pois facilitam o trânsito intestinal. São as frutas e as verduras.

Neutra: tem ação neutra e suave. Favorecem a formação do *qi*. São as sementes oleaginosas.

Morna: são os alimentos que aquecem harmonicamente o organismo. Podem ser consumidos diariamente, pois favorecem a digestão. São as especiarias em geral.

Quente: são os alimentos que aquecem rapidamente o organismo e devem ser consumidos com moderação. Destinam-se a ações terapêuticas, como a eliminação do frio patogênico.

O Quadro 25.2 mostra a classificação de alguns alimentos, conforme as respectivas naturezas.

148 PARTE 5 Alimentos

Quadro 25.2 Classificação de alguns alimentos conforme as respectivas naturezas

Movimento	Quente	Morno	Frio	Fresco	Neutro
Ácido	Conhaque	Cogumelos	Berinjela	Limão	Uva
Amargo	Café	Cúrcuma	Morango	Palmito	Aveia
Doce	Chocolate	Abóbora	Tofu	Beterraba	Soja
Picante	Pimenta	Gengibre	Hortelã	Agrião	Pistache
Salgado	Mexilhão	Camarão	Ostra	Brotos	Nozes

Cada alimento apresenta suas características peculiares, o que também é relevante dentro da orientação em dietoterapia chinesa. O café, p. ex., embora seja de natureza amarga, também é ácido e leva energia a todas as direções, estimula a circulação, aumenta a concentração e agita o coração (*xin*). Assim, não deve ser consumido em excesso por pessoas agitadas. Já quem sofre com sonolência pode ser beneficiado por xícaras de café, que lhe darão maior disposição.

Aspectos energéticos | As quatro direções

As direções que os alimentos apresentam são:

- *Ascendente (subir e flutuar)*: indicam alimentos de natureza ascendente. São indicados para dar energia e melhorar doenças que evoluem para baixo, como os prolapsos.
- *Descendente (descer e afundar)*: indicam alimentos de natureza descendente. São indicados para acalmar a mente ou dispersar calor tóxico. Têm efeito laxativo, concentram e dispersam.

Alimentos reguladores

Os alimentos também podem ser classificados conforme sua atuação dentro do corpo. Eles são entendidos como reguladores, pois têm funções específicas, como *dispersar o calor, acalmar a mente* e *nutrir o sangue*.

Fisiologia Energética dos Alimentos **149**

Alimentos que nutrem o *yin*

São aqueles que fortalecem as estruturas e os ossos, bem como contribuem para a formação do sangue (*xue*). Em termos nutricionais, podem entrar na categoria das proteínas, dos minerais e dos lipídios. Ex.: azeite, queijos, ovos, carnes, frango e feijões.

Alimentos que nutrem o *yang*

São os que impulsionam as funções dos órgãos e favorecem as transformações energéticas e a digestão. Alguns possuem ação termogênica. Reconhecidos por induzir o metabolismo a trabalhar com ritmo ainda mais acelerado, podem estimular um gasto de 10% até 15% do valor calórico total. Por exemplo, especiarias em geral.

Alimentos que facilitam a formação e a nutrição do sangue

Trata-se de alimentos que são nutritivos a ponto de contribuir, também, para a qualidade do sangue. São recomendados para as deficiências do sangue, que podem ter, como manifestações clínicas: câimbras, tonturas, palidez, menstruação escassa, dificuldade para pegar no sono, unhas fracas e cabelos quebradiços. Ex.: verduras, ovos, frango, nozes, castanhas, gergelim.

Alimentos que movem o sangue

Estimulam a circulação sanguínea e amenizam dores e contrações, como cólicas menstruais. Ex.: cúrcuma, alho, alho-poró, uva, amora, e mirtilo.

Alimentos que tonificam e mobilizam o *qi*

São aqueles que são tônicos naturais. Podem amenizar o cansaço e promover a vitalidade. Ex.: arroz integral, abacate, água de coco, alho, azeite, frango, ginseng e peixes em geral.

Alimentos que umedecem

São aqueles que facilitam a formação de fluidos orgânicos (*jinye*), umedecem os intestinos, lubrificam estruturas e hidratam naturalmente o organismo. Ex.: pera, pepino, espinafre, tomate, chuchu, mel, melão e melancia.

Alimentos que eliminam umidade patogênica

São os que auxiliam na redução de líquidos residuais patogênicos (não são fluidos corporais). Ex.: feijão azuki, cevada perolada, soja, fava, abacaxi, pera e quiabo.

Alimentos que eliminam calor patogênico

São os que refrescam o interior e conduzem o calor interno para baixo, facilitando sua eliminação. Ex.: palmito, algas, tofu, limão, laranja, banana, pepino e ervilha.

Alimentos que eliminam o frio patogênico

São aqueles que auxiliam no combate ao frio, aquecendo o interior. Ex.: cravo, gengibre, pimentas e canela.

Alimentos de origem vegetal

Yin e *yang* estão em toda parte. *Yang* é função, *yin* é estrutura. No corpo humano, a parte alta tem característica *yang*. Por isso, o cérebro está em constante atividade. Por sua vez, a parte inferior, os pés, têm característica *yin*. Da mesma maneira, na natureza, as plantas levam essa característica: "as partes mais altas externalizam o *yang* e enraízam-se no *yin* para se nutrirem" (Yamamura, 2001).

Dentre os vegetais, existem os carboidratos, as verduras, os legumes e as frutas. O conteúdo energético da parte da planta depende de sua localização.

Nos vegetais, pode-se perceber que são as raízes que, inicialmente, extraem os nutrientes da terra, o que constitui sua natureza nutricional. Assim, uma árvore enfraquecida não terá forças para nutrir suas outras partes.

Os alimentos de natureza *yin* são mais nutritivos, enquanto os de natureza *yang* são mais leves e estimulantes.

As sementes podem ser benéficas para a essência (*jing*), por conservarem a essência das plantas. Por isso, são indicadas para o cansaço.

Bebidas

Água

É a bebida mais importante para o corpo. Tem características essencialmente *yin*, pois hidrata e tonifica. Em jejum, a água tem o poder de estimular os intestinos e umedecer a pele.

Para cada fase da vida, há uma recomendação nutricionalmente adequada, mas, além disso, na concepção chinesa, é preciso levar em conta como está a saúde do indivíduo no momento. Pessoas que sofrem de deficiência de *yin* e de sangue (*xue*) podem precisar de uma quantidade maior do que a nutricionalmente recomedada, assim como pessoas que sofrem de deficiência de *yang*, que possuem o corpo frio e são internamente úmidas, podem não sentir muita sede e podem sentir-se bem bebendo uma quantidade ligeiramente menor de água diariamente.

A sensação permanente de boca seca e de calor no corpo está associada à deficiência de *yin*, em que um "falso calor" seca os fluidos corporais, trazendo sensação frequente de secura. Isso pode ser melhorado não apenas com o aumento do consumo de água, mas também com o consumo de alimentos que promovem fluidos.

Em todo caso, orienta-se, em medicina chinesa, a não consumir água gelada. Isso porque a água é um alimento *yin*, naturalmente fria e de direção descendente. Nesse sentido, beber água gelada agride o organismo que está a cerca de 36°C internamente.

Água de coco

Tem ação refrescante e tonificante de *yin*. A água de coco é rica em minerais, como potássio, e ajuda a melhorar edema. Além disso, ela mata a sede e contribui para a hidratação.

Bebidas alcoólicas

O álcool presente em bebidas alcoólicas é bastante danoso ao organismo. Ele é demasiadamente *yang* e, por ser estimulante, eleva a energia para o alto, mas também perturba a mente e a cognição. Agride, principalmente, a função do fígado (*gan*) e dos pulmões (*fei*).

Caldo de cana

O caldo de cana tem sabor doce e é de natureza fria. É muito rico em sacarose e é um tônico natural para as deficiências de baço, que incluem anemia, anorexia e falta de apetite.

Café

O café é de sabor ácido e amargo, com características *yang*. Ele estimula as funções do coração (*xin*) e do fígado (*gan*). O café, também por isso, estimula o movimento do *qi* e do sangue (*xue*) dentro dos vasos, podendo melhorar as funções cognitivas. Por ser de sabor amargo, o café também desidrata. Para quem gosta de consumir a bebida, é recomendado aumentar a ingestão de água. Muitas pessoas consomem doses altas de café para ganhar energia. Aqui, ressalto que é importante investigar a necessidade de grandes doses de alimentos. Se o cansaço impera, observe se você está se permitindo descansar e se alimentar adequadamente ou se não está exagerando nas atividades, o que pode levá-lo a ignorar os sinais do corpo, que está pedindo trégua.

Chás

Os chás são altamente benéficos para a saúde e são largamente consumidos no Oriente. "O chá sacia a sede, eleva o estado de espírito, promove a digestão, aumenta a diurese, suprime as tosses, remove o catarro e desintoxica" (Lu, 2006). Os chás são leves e podem ser consumidos ao longo de todo o dia. Atente-se a seus efeitos medicinais, pois muitos são inapropriados para o consumo regular. Em especial, recomenda-se o chá verde (*Camelia sinensis*), que possui ação antioxidante e anti-inflamatória, relaxa a mente, protege o cérebro de doenças degenerativas e melhora a cognição.

Energéticos

Os energéticos artificiais são produtos ultraprocessados, altamente ricos em açúcar e em substâncias artificiais. Sua natureza excessivamente doce pode provocar a formação de umidade (*shi*) e elevar demasiadamente a glicemia.

Leite

O leite de vaca é um alimento nutritivo, sendo recomendado para a nutrição de bebês, crianças, gestantes e lactantes. Sua característica *yin* fortalece o organismo e tonifica o *qi*. Curiosamente à história e à tradição, o consumo de leite nunca foi comum na China, especialmente porque "não se criavam animais produtores de leite, talvez porque a agricultura chinesa tenha começado em locais onde a vegetação natural não é composta de capins, mas de losna e erva-de-santa-maria, que são tóxicas" (McGee, 2010). A ausência na produção gerou hábitos diferentes à cultura chinesa, que valorizou o chá, em vez do leite.

O leite e os laticínios são fontes de lipídios e podem ser de difícil digestão quando o elemento Terra está enfraquecido. O consumo frequente desses alimentos pode pesar e gerar resíduos, gerando mucosidade (*tan yin*). Na visão da medicina chinesa, a falta de uma pequena proteína chamada *lactase* é uma das deficiências de *yang* do baço (*pi*). Quando há deficiência de *yang* do baço (*pi*), mesmo lácteos de origem vegetal devem ser evitados, pois são frios, úmidos e também podem formar mucosidade. O ideal é promover o *yang* com alimentos adequados, com fórmulas magistrais chinesas ou com acupuntura. O leite, portanto, é mais bem digerido por indivíduos que não sofrem de deficiência de *yang* e que possuem um sistema digestivo mais forte.

Refrigerantes

A natureza ácida dos refrigerantes é extremamente tóxica para o organismo. Rico em açúcares e substâncias artificiais, o excesso de refrigerante desidrata o organismo e agride o fígado (*gan*) e o estômago (*wei*).

Sucos

Ao contrário do que sempre acreditei, o consumo de suco não é muito incentivado dentro da dietoterapia chinesa. No Brasil,vemos com bons olhos um suco rico em nutrientes e com sabor refrescante em dias quentes. Assim como a água, os sucos são de natureza *yin*. Alimentos são frios e devem ser consumidos com parcimônia justamente para não agredir a temperatura interna do corpo. Mesmo na China, os sucos são consumidos em temperatura quente. Nesse

154 Parte 5 Alimentos

sentido, recomendo que, quando houver desejo de beber um suco, o consumo seja feito em dias altamente quentes, em temperatura ambiente e com frutaa *in natura*.

Frutas

Abacate

Com sabor doce e ligeiramente ácido, o abacate favorece o fígado (*gan*) e os rins (*shen*). Ele é rico em gordura monoinsaturada e em fibras. Favorece a eliminação do colesterol LDL e a formação do colesterol HDL. É sugerido para quem sofre de deficiência de *yin*, principalmente.

Abacaxi

Possui sabor ácido e doce, favorecendo o fígado (*gan*) e o baço (*pi*). Sua natureza fresca dispersa estagnações. É utilizado para facilitar a digestão, promover fluidos e refrescar o organismo.

Ameixa

Possui sabor amargo e ácido. Sua natureza fresca age no coração (*xin*) e na bexiga (*pang guang*), acalmando o *yang* e limpando o calor no fígado (cirrose hepática, por exemplo). Além disso, favorece a digestão e os intestinos, eliminando resíduos.

Amora

Possui sabor amargo. Facilita a formação do sangue e é sugerida nas deficiências de *yin*, comuns ao climatério e menopausa. Age no fígado (*gan*) e no coração (*xin*).

Banana

Possui sabor doce e natureza fria. Age no baço (*pi*), nos pulmões (*fei*) e nos intestinos. Sua natureza *yin* umedece os intestinos, sacia a sede e melhora as condições de secura interna, além de amenizar o calor e dispersar toxinas. A banana deve ser consumida por hipertensos, pois é rica em potássio e ajuda na redução da pressão arterial.

Caqui

Possui sabor doce e natureza fria, favorece o coração (*xin*), o pulmão (*fei*) e o fígado (*gan*). É rico em água e, por isso, favorece a formação de fluidos (*jin ye*), combate o calor, mata a sede e acalma a mente.

Cereja

Possui sabor doce, levemente amargo, e é de natureza morna. Atua no baço (*pi*), no estômago (*wei*), nos pulmões (*fei*), no coração (*xin*) e nos rins (*shen*). Ela é altamente benéfica para o corpo, pois tonifica o *qi* e melhora estados de fraqueza.

Figo

Possui sabor doce e levemente amargo. Atua especialmente nos pulmões (*fei*), dispersa calor em inflamações e favorece o baço (*pi*) e os intestinos. É ideal para constipação e hemorroidas. O figo também favorece a lactação.

Goiaba

Possui sabor doce, levemente ácido, e é de natureza morna. A goiaba estimula as funções do baço (*pi*), eliminando umidade. Ela também favorece a perda de peso.

Laranja

Possui sabor doce e levemente ácido. A laranja é benéfica para o baço (*pi*), o pulmão (*fei*) e os intestinos, além de abrir o apetite e amenizar o calor interno. Pode ser usada após resfriados com nariz e boca secas. Ela também favorece os intestinos, por ser rica em fibras, e melhora náuseas e vômitos.

Limão

Possui sabor ácido e natureza fresca. Atua especialmente no fígado (*gan*). Sua ação adstringente dispersa estagnação do *qi* do fígado, que pode causar flatulência e mau humor. O limão também elimina muco, fleuma e secreções em geral.

Maçã

Possui sabor doce, levemente amargo, e natureza fresca. Atua no coração (*xin*), acalma a mente e refresca o corpo. É indicada para a perda de peso em função da presença da pectina, que dificulta a absorção de gordura e estimula a diurese, agindo do centro para fora. É igualmente indicada para hipertensão e arteriosclerose.

Manga

Possui sabor doce, levemente ácido, e natureza fresca. Atua no baço (*pi*), no estômago (*wei*) e nos pulmões (*fei*). A manga estimula o sistema imunológico e umedece o corpo.

Mamão

Possui sabor doce, levemente amargo, e natureza neutra. O mamão tonifica o *qi* e o baço (*pi*), contribui para a digestão, resolve estagnação de alimentos e melhora a constipação.

Melancia

Possui sabor doce e natureza fria. Age no coração (*xin*), na bexiga (*pang guang*) e no estômago (*wei*). Favorece a produção de fluidos (*jin ye*). Deve ser consumida para estimular a diurese em infecções urinárias e cálculos renais.

Melão

Possui sabor doce e natureza fresca. Age no coração (*xin*), no baço (*pi*) e no estômago (*wei*). Sua ação refrescante ameniza o calor, favorece a diurese e dissolve cálculos formados por umidade-calor. É ideal para melhorar estados de secura, aftas, herpes e gastrite.

Morango

Possui sabor doce, ácido, levemente amargo. Favorece o coração (*xin*), acalma a mente (*shen*) e abre o apetite. O morango é, atualmente, uma das frutas que mais carrega agrotóxicos. Portanto, dê preferência aos orgânicos.

Pera

Possui sabor doce, levemente ácido, e natureza fresca. Atua nos pulmões (*fei*), age na garganta e melhora a constipação. É recomendada para insônia, menopausa, prurido e infecções em geral.

Pêssego

Possui sabor doce e levemente ácido, além de natureza morna. Umidifica os pulmões (*fei*) e os intestinos. Melhora as condições de secura na boca e na pele.

Pitanga

Tem sabor doce e levemente ácido. Age no fígado (*gan*), no baço (*pi*) e nos rins (*shen*). A pitanga promove fluidos e também resolve calor interno.

Uva

Possui sabor doce e levemente ácido. Estimula as funções do pulmão (*fei*), do fígado (*gan*), dos rins (*shen*) e do intestino delgado (*xiao chang*). A uva é indicada para mulheres na gestação ou com irregularidades menstruais por deficiência de sangue (*xue*) e para pessoas com artrite e reumatismo, que pioram em condições de frio.

Tâmara

Possui sabor doce. Tanto as tâmaras secas como as frescas são tônicos energéticos. A fruta em si tonifica o fígado e melhora estados de agitação com insônia, menopausa e sudorese noturna.

Tangerina

Possui sabor ácido e levemente doce. A tangerina promove fluidos, melhorando estados de secura, e é indicada para dores articulares. A tangerina também age nos pulmões (*fei*). O chá da casca de tangerina pode favorecer a digestão.

Alimentos de origem vegetal

Abóbora

Possui sabor doce e natureza morna. É altamente benéfica para a região do triplo aquecedor médio, correspondente ao sistema digestivo. A abóbora estimula as funções energéticas do baço (*pi*) e tonifica o *yang* dos rins, assim como favorece a produção e a circulação de sangue (*xue*). As sementes de abóbora, por sua vez, tonificam a energia geral do corpo, favorecem os intestinos e podem eliminar pequenos parasitas.

Acelga

Possui sabor amargo e é de natureza fria. Favorece o coração (*xin*) e o intestino delgado (*xiao chang*). A acelga é rica em fibras e diminui a resistência à insulina, podendo ser uma aliada no controle do diabetes.

Agrião

Possui sabor picante e natureza fria. É benéfico para as vias respiratórias, sendo indicado para estados de gripe acompanhados de dor de garganta e tosse. A ação umidificante do agrião pode reduzir os efeitos tóxicos do cigarro.

Alface

Possui sabor amargo, levemente doce, e natureza fresca. Favorece a saúde do coração (*xin*) e acalma a mente (*shen*). A alface também limpa calor patogênico e contribui para a melhora de distúrbios urinários.

Alho

Possui sabor picante e natureza morna. O alho atua nos pulmões (*fei*), expulsando fatores patogênicos. É especialmente usado nos casos de resfriados acompanhados de frio. Sua natureza morna aquece o interior, mobiliza estagnações e dispersa dores e acúmulos.

Alho-poró

Possui sabor picante e levemente doce. O alho-poró também é de natureza morna. Ele mobiliza o sangue (*xue*) e a umidade (*shi*), contribui para a imunidade e faz bem à saúde cardiovascular.

Aipo

Possui sabor doce, levemente picante, e natureza fresca. O aipo atua nos pulmões (*fei*) e no baço (*pi*). Favorece a produção de energia (*qi*) e ajuda muito nas deficiências de baço acompanhadas de umidade (*shi*) e desejo excessivo por doces.

Algas

Embora existam vários tipos, todas as algas possuem sabor salgado e natureza fria. Elas favorecem a saúde dos rins (*shen*) e são indicadas para tonificar o *yin* geral do corpo nos casos de deficiência. Beneficiam a saúde da tireoide, contribuem para a perda de peso e previnem anemias. Elas podem ser consumidas como alimentos, nos casos de *nori* e *wakame* ou como cápsulas, nos casos de Chlorella e Spirulina. O ágar-ágar é outro tipo de alga e pode ser uma boa alternativa no preparo de gelatinas (e alguns doces industrializados), mas deve ser consumido de forma moderada, porque é bastante frio para o corpo.

Amaranto

Possui sabor doce e natureza neutra. O amaranto é um grão rico em proteínas e um excelente alimento para as deficiências de *yin*. Fortalece os ossos, nutre as estruturas, diminui o colesterol ruim e nutre o sangue (*xue*).

Amêndoa

Possui sabor doce e neutro. As amêndoas são excelentes para a nutrição dos pulmões (*fei*) e dos intestinos. Por isso, contribuem para a saúde da pele e podem melhorar a constipação intestinal.

Amendoim

Possui sabor doce e natureza neutra. Tonifica o baço (*pi*), facilita a digestão e umedece a pele. O amendoim é indicado para quem sofre de deficiência de *yang* dos rins, com manifestações clínicas de baixa libido e cansaço. O amendoim é uma leguminosa, fonte de proteína e gordura, e um excelente tônico, mas deve ser consumido em pequenas porções.

160 Parte 5 Alimentos

Arroz

Possui sabor doce e natureza neutra. Ele contribui com a saúde dos cinco órgãos internos (*zang*) e favorece o sistema nervoso, melhorando a resposta às doenças degenerativas. O arroz é um alimento típico dos orientais, em razão de seu solo fértil. A maioria dos chineses e dos japoneses consome arroz branco, enquanto os indianos consomem um tipo de arroz mais leve, o arroz basmati, ideal para grandes debilidades ou deficiências de baço (*pi*). Tanto o arroz branco como o integral tonificam o *qi*, mas o arroz integral, naturalmente, possui mais nutrientes, como vitaminas do complexo B, magnésio e zinco. A farinha de arroz é uma alternativa ao uso de farinhas para celíacos, que não podem consumir glúten.

Aspargos

Possui sabor amargo, levemente doce, e natureza fria. A direção descendente dos aspargos auxilia na eliminação de calor interno, comum nas patologias do fígado (*gan*) e do coração (*xin*). Aspargos não devem ser consumidos com muita frequência por quem possui o corpo frio.

Aveia

Possui sabor doce, levemente amargo, e natureza morna. A aveia é um grande tônico de *qi* e *xue*, atuando especialmente em estados de fraqueza. Possui fibras solúveis, que favorecem os intestinos. Pode ser consumida em casos de indigestão ou disenteria. A aveia também possui triptofano e pode acalmar a mente (*shen*). Dê preferência ao consumo de farelo de aveia, em vez da aveia em flocos, pois possui mais fibras e menos calorias do que os flocos.

Azeitona

Possui sabor salgado, levemente ácido, e natureza fresca. A azeitona conserva a energia e promove fluidos. Pode contribuir para a saúde dos pulmões (*fei*).

Bardana

Possui sabor doce, levemente amargo, e natureza picante. A bardana ajuda na limpeza da pele, reduzindo acnes e pruridos, contribui para eliminar a mucosidade e melhora a libido e a fraqueza.

Batata

Possui sabor doce e natureza fria. Atua no baço (*pi*) e no estômago (*wei*). A batata assada tonifica o *qi*, dispersa o calor e desintoxica, sendo indicada nos casos de úlcera, por sua natureza fria, e em todos os tipos de inflamação.

Batata-doce

Possui sabor doce e natureza fria. Age no baço (*pi*), nos intestinos e nos rins (*shen*). Diferentemente da batata inglesa, a batata-doce contém mais fibras, fortalece o *qi*e e o *xue*, melhora a digestão e fortalece em estados de fraqueza.

Beterraba

Possui sabor doce e natureza fria. A beterraba é rica em ferro e tonifica o sangue (*xue*) e o baço (*pi*). Elimina calores da menopausa, acalma a mente, favorece a digestão e melhora o cansaço.

Berinjela

Possui sabor doce, levemente amargo, e natureza fria. A berinjela atua no estômago (*wei*), no fígado (*gan*) e no coração (*xin*). Melhora estagnação de sangue no útero e diarreias.

Brócolis

Possui sabor doce, levemente amargo, e natureza fresca. O brócolis elimina calor interno e reduz ansiedade, inflamações e alergias.

Brotos

Brotos, como alfafa, bambu, feijão e soja, possuem sabor doce, levemente amargo, e natureza refrescante. São altamente nutritivos, pois conservam a essência da planta. São ricos em ferro, magnésio, cálcio, zinco, potássio e muitos outros minerais. São alimentos completos, que sugiro sejam consumidos cozidos ou refogados.

Castanha

Possui sabor doce e natureza neutra. Age no baço (*pi*), no estômago (*wei*) e nos rins (*shen*). As castanhas tonificam o *qi* e são indicadas nos casos de cansaço, ajudando a repor energias. Elas também fortalecem a coluna, os ossos e os joelhos, além das articulações em geral. Podem ser consumidas preferencialmente no horário dos rins, entre 17 h e 19 h.

Cará

Possui sabor doce e levemente ácido. É um tubérculo altamente nutritivo para o organismo. Fortalece as funções do baço (*pi*), favorece a digestão, tonifica o *qi* e o sangue (*xue*). Ajuda, também, na melhora do cansaço, da letargia e da fadiga crônica.

Cebola

Possui sabor picante, levemente doce. Age nos pulmões (*fei*), auxiliando na melhora das debilidades respiratórias. Nutre o sangue (*xue*) e beneficia o fígado (*gan*) e os olhos. É indicada para os casos de síndrome *bi*, acompanhada de dores articulares e reumatismo por invasão de frio e umidade.

Cenoura

Possui sabor doce e natureza fresca. Tonifica o baço (*pi*), tratando de todas as disfunções que envolvem o sistema digestivo. A cenoura contribui para a saúde da pele, melhorando acnes.

Chia

Possui sabor doce e natureza neutra. A chia é rica em cálcio, magnésio, proteínas e ômega 3. Age na região do aquecedor inferior (baixo ventre) e contribui para a eliminação de umidade (*shi*). É indicada para quem sofre de osteoporose.

Chicória

Possui sabor amargo e natureza fresca. Atua no coração (*xin*) e promove a sensação de bem-estar, pois acalma a mente. Dispersa calor e refresca a sede. A chicória é um prebiótico natural, rico em inulina. Por isso, serve de alimento às bactérias intestinais, o que contribui para a saúde dos intestinos e previne a constipação.

Chuchu

Possui sabor doce e natureza fresca. O chuchu promove fluidos e melhora condições de secura. Age no baço (*pi*), tonificando o *qi* e o fígado, além de contribuir para articulações e tendões. É ideal para quadros de artrite por deficiência de *yin*.

Cogumelos

Possui sabor doce e natureza fresca. Existem diversos tipos de cogumelos. Todos podem aumentar a imunidade, elevando a quantidade de leucócitos e reduzindo o calor tóxico, como de medicamentos e condições inflamatórias.

Couve

Possui sabor amargo e natureza morna. Favorece o fígado (*gan*) e o estômago (*wei*), tem ação desintoxicante e é comumente usada em sucos. Pode melhorar constipação e úlceras.

Couve-flor

Possui sabor doce e levemente amargo. Atua no coração (*xin*) e no baço (*pi*), favorece a digestão e diminui a sede.

Damasco

Possui sabor doce, levemente ácido, e natureza morna. Tonifica o *qi* e melhora os movimentos peristálticos, favorecendo a eliminação de resíduos e a perda de peso.

Ervilha

Possui sabor doce e natureza neutra. Age no baço (*pi*) e no estômago (*wei*). Sua natureza fresca melhora a diarreia e o mal-estar causado por calor interno.

164 Parte 5 Alimentos

Espinafre

Possui sabor doce, levemente ácido, e natureza fresca. O espinafre favorece os cinco órgãos internos, promove fluidos, nutre o sangue, reduz inflamações e melhora a secura dos olhos e da pele.

Feijão

Existem diversos tipos de feijões, como branco, preto, azuki, ente outros. Cada um deles possui um sabor, mas todos nutrem as funções dos rins (*shen*) e são ricos em proteínas. Eles contribuem para a redução de edema e são ricos em potássio, ferro, cálcio e vitaminas do complexo B.

Gengibre

Possui sabor picante. O gengibre seco possui natureza morna, enquanto o gengibre cru possui natureza fresca. O gengibre seco é altamente benéfico para a digestão, aumenta o *yang* e melhora enjoo ou vômitos decorrentes da presença de frio no estômago. Ele também pode melhorar cólicas menstruais e resolver mucosidade. O gengibre atua de maneira muito positiva quando o metabolismo é lento, por sua ação termogênica. Já o gengibre fresco é recomendado para as deficiências do *qi* do pulmão, podendo ser acrescentado em vários pratos e utilizado em gripe e sinusite.

Gergelim

Possui sabor doce e natureza neutra. O gergelim preto beneficia os rins (*shen*) e possui mais cálcio do que o gergelim claro. Favorece os ossos, a coluna e o cérebro. Por ser uma oleaginosa, o gergelim lubrifica e alivia dores reumáticas. É um grande tônico para o organismo e é essencial na saúde de idosos.

Goji berry

Possui sabor doce e natureza neutra. O *goji berry* é um grande tônico, muito utilizado para melhorar o cansaço por deficiência de *yin*. Nutre o *yin* dos rins (*shen*) e do fígado (*gan*) e, por isso, melhora a visão e a sensação de vertigem. Devem ser consumidas, no mínimo, dez unidades por vez ou pode ser consumido em cápsulas, nas quais se encontra mais concentrado.

Hortelã

Possui sabor picante e natureza fresca. Atua nos pulmões (*fei*) e no intestino grosso (*da chang*). Sua ação refrescante beneficia as vias respiratórias, dispersa edema e favorece a eliminação de resíduos. Além disso, a hortelã é indicada para todos os estados de calor, como menopausa, TPM, mau hálito, infecções, aftas, herpes, eczemas, furúnculos, gripes, cefaleias e pruridos em geral.

Inhame

Possui sabor doce e natureza neutra. O inhame tonifica o baço (*pi*), cessa diarreia, melhora o cansaço, eleva a imunidade e aumenta a lactação.

Lentilha

Possui sabor doce e ligeiramente ácido. Age no baço (*pi*) e é rica em proteínas, podendo contribuir para a melhora das deficiências de sangue (*xue*) e da vitalidade.

Linhaça

Possui sabor doce e natureza neutra. A linhaça atua no fígado (*gan*), no coração (*xin*) e nos intestinos, favorece a absorção de nutrientes, é fonte de ômega 3, tem ação anti-inflamatória e reduz o colesterol ruim, LDL. Como toda oleaginosa, a linhaça pode ficar rançosa com a exposição. Por isso, deve ser mantida em pote de vidro escuro e triturada o mais próximo do consumo. Associe 100 mL de azeite a 5 mL de óleo de linhaça e consuma uma colher de sopa ao dia desse preparo para a absorção diária de ômega 3. Evite aquecer essa preparação.

Milho-verde

Possui sabor doce e natureza fresca. O milho-verde tonifica o *qi*, beneficia o baço (*pi*) e a bexiga (*pang guang*), trata distúrbios urinários, estimula a diurese e pode prevenir a constipação.

Missô

Possui sabor salgado e é muito utilizado na culinária asiática. O missô é uma pasta oriunda da soja fermentada e pode ser utilizado em estados

166 Parte 5 Alimentos

de fraqueza. A maior parte dos missôs industriais contêm muito sódio e não são recomendados para o consumo diário, mas as opções orgânicas são melhores e combinam bem com vegetais. Ele pode ser utilizado para temperar vários pratos e deve ser mantido em recipiente de vidro.

Nabo

Possui sabor doce e levemente amargo. Age no coração (*xin*). Sua natureza fresca acalma o *yang,* melhorando a condição de calor interno e fogo patogênico. É utilizado para inflamações e estados de inquietação.

Nirá

Possui sabor doce, levemente amargo, e natureza morna. Age nos pulmões (*fei*), nos rins (*shen*) e no baço (*pi*). O nirá aumenta o *yang* e melhora a vitalidade e a impotência sexual.

Nozes

Possui sabor doce e natureza morna. Age nos rins (*shen*), no pulmão (*fei*) e nos intestinos. Melhoram a constipação e são benéficas também ao cérebro, pois são ricas em zinco, manganês e potássio.

Pepino

Possui sabor doce e natureza fresca. Age nos rins (*shen*), no estômago (*wei*), nos intestinos e nos pulmões (*fei*). Sua natureza refrescante reduz estados de calor interno, como inflamações e infecções. Age na pele, em queimaduras e em acnes.

Pimentão

Possui sabor doce e levemente picante. Atua nos pulmões (*fei*), no baço (*pi*) e no estômago (*wei*). Como alimento picante, o pimentão estimula a circulação sanguínea e é utilizado para estagnações de sangue (*xue*).

Proteína texturizada de soja (PTS)

Conhecida como PTS, a proteína texturizada de soja é comum na China, mas seu consumo não é saudável. Isso porque, no processo industrial, a soja passa por grande modificação para ser transformada em PTS e perde muito de sua essência alimentar (*qi*). Desse modo, ela pode causar alergias e constipação intestinal. Nesse sentido, é preferível consumir os grãos de soja cozidos ou o tofu, pois são mais benéficos e nutritivos.

Quiabo

Possui sabor amargo e levemente doce. Age nos pulmões (*fei*), no coração (*xin*) e nos intestinos. Sua ação refrescante ameniza o calor, levando-o aos intestinos. Por isso, ele é especialmente indicado para eliminar o muco. Assim, o quiabo expele a mucosidade que acompanha tosse e asma.

Quinoa

Possui sabor doce, levemente ácido, e natureza morna. Tem ações anti-inflamatória e antioxidante, tonifica as funções (*yang*) dos rins e é altamente nutritiva, uma excelente fonte de proteína vegetal para vegetarianos.

Raiz de ginseng

Possui sabor doce e natureza neutra. O ginseng (*Panax ginseng*) é bastante conhecido nos tratamentos orientais e pode ser utilizado na alimentação, sob forma de chás, ou nas fórmulas chinesas, sob forma de cápsulas. Ele é considerado um dos principais alimentos para a longevidade, pois é um grande tônico do *qi*, combate o cansaço, aumenta a vitalidade, fortalece os órgãos internos e auxilia no equilíbrio de doenças crônicas, como diabetes.

Repolho

Possui sabor doce, levemente picante, e natureza morna. O repolho nutre o baço (*pi*), o fígado (*gan*) e os intestinos. Trata constipação, doenças de pele e diversos tipos de inflamação.

Tomate

Possui sabor doce, levemente ácido, e natureza fria. O tomate promove fluidos e melhora a digestão, a constipação e a retenção de alimentos.

168 PARTE 5 Alimentos

Tofu

Possui sabor doce e natureza fresca. Esse queijo de origem vegetal, altamente consumido no Oriente, é um excelente alimento, que neutraliza toxinas e melhora inflamações e calores da menopausa. É ideal para quem possui o corpo quente e seco.

Trigo

Possui sabor doce e natureza fresca. Como grão, o trigo fortalece os rins (*shen*), acalma a mente e o coração (*xin*). É utilizado para tratar palpitações e insônia. O trigo pode causar reações alérgicas a muitas pessoas e, assim como a PTS, a farinha de trigo branca não é aconselhável ao consumo diário, devendo ser substituída ou por farinha de trigo integral, rica em fibras ou por farinhas sem glúten, como as farinhas de linhaça, de sorgo, de grão-de-bico e de amêndoas.

Alimentos de origem animal

As carnes estão no topo da pirâmide alimentar asiática, devem ter seu consumo moderado e acompanhado de vegetais. Por exemplo: carne com brócolis.

Os ovos são muito nutritivos, contribuem para a formação de sangue (*xue*) e acalmam a mente (*shen*).

O leite e seus derivados são ricos em proteínas, cálcio e gordura saturada. Por isso, exigem um pouco mais da saúde do sistema digestivo. Os laticínios, quando consumidos em excesso ou por um indivíduo com sistema digestivo enfraquecido, podem formar mucosidade, a qual, como já dito aqui, não é bem visto dentro da medicina tradicional chinesa.

O Quadro 25.3 mostra os aspectos energéticos de cada tipo de carne e os órgãos mais beneficiados por sua ingestão.

Carnes e outros itens de origem animal

Queijo

Possui sabor doce e levemente ácido. Tonifica os pulmões (*fei*) e o intestino grosso (*da chang*). É indicado para os quadros de secura, lubrifi-

Fisiologia Energética dos Alimentos **169**

Quadro 25.3 Correspondência entre os cinco movimentos, os *Zang* e os animais		
Movimento	**Órgão**	**Animal**
Madeira	Fígado	Carneiro
Fogo	Coração	Aves
Terra	Baço	Boi
Metal	Pulmões	Cavalo
Água	Rins	Porco

Adaptado de Yamamura, 2006.

cando o organismo. Tem o poder de tonificar o *yin* e nutrir as estruturas orgânicas e os ossos. Entretanto, o queijo pode contribuir significativamente para a formação de muco, responsável pelo surgimento de boa parte das doenças, na concepção da medicina tradicional chinesa.

Mel

Possui sabor doce e natureza morna. É um alimento altamente nutritivo. O mel age nos pulmões (*fei*), no baço (*pi*) e no intestino grosso (*da chang*), combatendo secura, eczemas e queimaduras.

Ovo de galinha

Possui sabor doce e é um alimento altamente nutritivo. Nesse sentido, ele tonifica fortemente o corpo, devendo ser utilizado em estados de desgaste mental, desnutrição e fraqueza muscular. Ele nutre o sangue (*xue*) e fortalece todos os órgãos internos. Atua no coração (*xin*), acalma a mente (*shen*) e aquieta o feto nas gestantes.

Carne de frango

Possui sabor doce e tonifica o baço (*pi*). Nutre o sangue (*xue*) e melhora o cansaço e a disposição. Ele é rico em vitaminas do complexo B e minerais e previne a anemia.

Carne bovina

Possui sabor doce e tonifica o baço (*pi*), o estômago (*wei*) e os intestinos. Nesse sentido, a carne é importante para estados de fraqueza, debilidade física e óssea. É importante não exagerar no consumo de carnes e alternar as fontes de proteínas para promover a saúde cardiovascular.

Carne de porco

Possui sabor doce, levemente salgado, e natureza fria. A carne de porco é bastante nutritiva e favorece os rins (*shen*), nutre os ossos, fortalece o sangue (*xue*), além de combater a fadiga, artrite, lombalgia, osteoporose e debilidades do movimento Água.

Peixe

Possui sabor salgado e natureza fresca. Os peixes tonificam os rins (*shen*) e a bexiga (*pang guang*), são ricos em proteínas e minerais. Os peixes de água salgada, como atum e sardinha, são ricos em ômega 3, gordura fundamental para o cérebro. Os peixes também saciam a fome e são indicados para ações anti-inflamatórias.

Camarão

Possui sabor salgado. O camarão nutre as funções renais e aumenta a energia. É rico em proteínas e minerais mas deve ser evitado em condições de hipercolesteremia.

Ostra

Possui sabor salgado e é de natureza fria. A ostra é muito nutritiva e pode fortalecer os ossos, dissolver estagnações e acalmar a mente. É rica em cálcio e magnésio.

Outros alimentos

Açúcar

Existem diversos tipos de açúcar na atualidade, desde o branco refinado, o mascavo, o açúcar de coco e a stevia. É interessante evitar o consumo de qualquer tipo de açúcar para escapar do ganho excessivo de peso, para não ter cáries e para manter o paladar (para o restante dos alimentos naturais). Caso tenha de fazer uso de açúcar, sugiro o açúcar de coco, pois possui baixo índice glicêmico, podendo trazer menos danos ao pâncreas. O açúcar também pode aumentar a incidência de umidade (*shi*) e mucosidade (*tan yin*), condições patogênicas que comprometem a saúde.

Azeite

Possui sabor doce e natureza morna. O azeite é fonte de gordura monoinsaturada e, assim, tonifica o *qi* geral do corpo, podendo ser utilizado em estados de fraqueza, debilidades, secura na pele, na boca e nos intestinos. Deve-se escolher o azeite extravirgem, em potes de vidro, com acidez máxima de 0,5. Seu consumo é associado à redução e à prevenção de doenças cardiovasculares, bem como à longevidade.

Canela

Possui sabor doce, levemente picante, e natureza morna. A canela diminui a glicemia, aquece o interior, melhora dores abdominais e cólicas menstruais, bem como elimina o frio.

Cardamomo

Possui sabor picante e atua no baço (*pi*). Sua natureza morna ajuda na eliminação da umidade (*shi*). Ele também favorece a digestão e auxilia em todos os estados de deficiência do baço (*pi*), como indigestão e perda de apetite.

Cheiro-verde

Possui sabor picante e natureza morna. Atua especialmente nos pulmões (*fei*), melhorando estados gripais provocados por vento frio, e nos rins (*shen*). O cheiro-verde contribui para a digestão, estimula a circulação de sangue e elimina toxinas e resíduos.

Coentro

Possui sabor picante e natureza fresca. Ameniza calores da menopausa e é digestivo e bactericida. Suas sementes podem ser usadas em preparos culinários, como arroz, e suas folhas, em saladas, caldos e sopas.

Cravo

Possui sabor picante e natureza morna. Atua nos pulmões (*fei*), estimula a abertura dos poros e provoca transpiração. É usado para expelir vento frio e aquecer o interior.

Chocolate

Chocolate é um alimento presente na vida da maior parte das pessoas. O chocolate com 70% de cacau é um bom alimento, rico em triptofano e vitaminas A, E, zinco e magnésio. De sabor doce, ele aumenta a sensação de bem-estar, mas seu consumo deve ser moderado. O excesso de chocolate pode levar à formação de mucosidade. Se o desejo é frequente, experimente usar cacau em pó em suas preparações culinárias, como alternativa ao chocolate comum, ou chocolate 70%, para quando desejar consumir.

Glutamato monossódico (GMS)

O glutamato monossódico (GMS) é um produto processado que tem sido pesquisado nos últimos anos por provocar hiperatividade mental e cefaleias. Por isso, não recomendo seu consumo.

Pimenta

Possui sabor picante e natureza quente. As pimentas estão entre os alimentos mais quentes que existem. Agem nos pulmões (*fei*) e estimulam a circulação sanguínea, a transpiração e a abertura dos poros. Devem ser evitadas em condições de calor interno e secura.

Sal

Atua nos rins (*shen*) e tem natureza fria. O sal possui o movimento de concentrar. Por isso, o excesso de sal retém os fluidos no corpo, gerando edemas. Seu consumo deve ser moderado. Para tonificar os rins (*shen*), evite o consumo excessivo de sal e dê espaço a alimentos que vêm do mar, como peixes e algas.

Alimentos para a longevidade

Na dietoterapia chinesa, a prioridade é fortalecer o indivíduo, para que, estando forte e saudável, ele se proteja das doenças. A seguir, há dez alimentos que contribuem para a longevidade, que, segundo os chineses, depende da saúde dos cinco órgãos vitais: fígado (*gan*), coração (*xin*), baço (*pi*), pulmões (*fei*) e rins (*shen*). Em especial, a saúde dos rins (*shen*) é que sinaliza se o indivíduo viverá muito ou pouco. Por isso, é importante escolher alimentos que nutram o *yin*, principalmente dos rins (*shen*). Nesse sentido, os alimentos que contribuem para a longevidade são: arroz integral, brotos, cogumelos, feijões, peixes, ovos, mel, azeite, chá verde e *goji berry*.

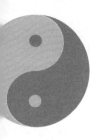

26

Fitoterapia na Cozinha

Andrea Maciel Arantes

A dietoterapia chinesa é o grande "braço" da fitoterapia e, para os chineses, alimento é sempre medicamento. A relação deles com a comida é comumente terapêutica. Nós, ocidentais, possuímos uma ligação com a comida que envolve muito de nossa cultura e de nosso afeto. Come-se por prazer, por gosto e por desejo de se socializar. Na China, o momento de comer é sempre uma alegria, com mesas fartas, mas o cuidado com a saúde é constante. É bem comum encontrar no cardápio alimentos com efeito medicinal, como ginseng e chás com efeito digestivo ou analgésico. O alimento é sempre visto como forma de curar e tratar, nunca apenas de "satisfazer" a fome.

Em *O que os chineses não comem*, Xinran (2008) relata que "a comida e a medicina ocuparam grande parte da cultura chinesa. A maioria dos chineses não lhe trará flores ou vinho ao visitar sua casa, mas muitos tônicos para cada aspecto de sua saúde", o que traduz muito bem a relação deles com os alimentos.

As ervas utilizadas na farmacopeia chinesa podem ser encontradas em todo o mundo e seguem padrões rigorosos de qualidade. São utilizadas, há séculos, no tratamento de doenças e, de forma isolada, podem ser consumidas sob forma de chá ou de cápsulas.

O chá nasceu na China, foi difundido no mundo todo e é um dos primeiros medicamentos da história, além de ser um alimento. Este capítulo indica apenas as plantas medicinais das farmacopeias chinesa e brasileira que são de uso culinário e popular, que são liberadas para consumo e que não geram interação medicamentosa. Essas plantas podem

176 PARTE 5 Alimentos

ser consumidas na forma de chá ou de cápsulas. Algumas delas podem, ainda, ser usadas dentro de preparações culinárias, mas devem ser suspensas durante a gestação e a lactação.

Quadro 26.1 Plantas medicinais de uso culinário e popular		
Nome	**Nomenclatura**	**Função energética**
Açafrão	*Flos carthami*	Tonifica o sangue (*xue*), aquece o interior, elimina estase de sangue e facilita a digestão
Alcaçuz (raiz)	*Radix glycyrrhizae*	Expectorante, antiespasmódico, anti-inflamatório e analgésico
Alfavaca	*Ocimum basilicum*	Beneficia os pulmões (*fei*), tonifica o sangue (*xue*) e dispersa a umidade (*shi*)
Alho	*Allium sativum L.*	Tonifica os pulmões (*fei*) e impulsiona o *yang*
Amora	*Morus alba*	Tonifica o sangue (*xue*), umedece os intestinos e elimina o calor interno
Alecrim	*Rosmarinus officinalis*	Beneficia o fígado (*gan*), tem ação analgésica, acalma o *yang* e relaxa
Anis-estrelado	*Illicium verum*	Aquece, promove o fluxo do *qi*, é digestivo e carminativo
Alcachofra	*Cynara scolymus L.*	Favorece as funções do fígado (*gan*)
Boldo	*Peumus boldusmolina*	Favorece as funções do fígado (*gan*)
Canela	*Cinnamomum cássia blume*	Beneficia os rins (*shen*), estimula a circulação e aquece o interior
Capim-cidreira	*Cymbopogon citratus*	Dispersa o vento frio, acalma a mente (*shen*) e favorece os pulmões (*fei*)
Centela asiática	*Centella asiática L.*	Estimula a circulação de *qie xue*
Camomila	*Matricaria recutita L.*	Acalma a mente (*shen*), favorece o estômago (*wei*) e o coração (*xin*)
Chá-verde	*Camelia sinensis*	Aumenta a concentração, favorece a cognição, é anti-inflamatório e antioxidante
Dang Gui	*Angelica sinensis*	Tonifica o sangue (*xue*), promove a circulação, regula a menstruação e favorece o coração (*xin*)

continua

Fitoterapia na Cozinha **177**

Quadro 26.1 Plantas medicinais de uso culinário e popular (*Continuação*)

Nome	Nomenclatura	Função energética
Da Zao	*Fructus ziziphi*	Abre o apetite, tonifica o baço (*pi*), o *qi* e o sangue (*xue*)
Erva-doce	*Foeniculum vulgare*	Beneficia o estômago (*wei*), aquece e promove o fluxo do *qi*
Guaco	*Mikania glomerata*	Beneficia os pulmões (*fei*) e o intestino grosso (*da chang*)
Gingko biloba	*Gingko biloba*	Favorece a circulação sanguínea e ativa a memória
Ginseng	*Panax ginseng*	Tonifica o *qi* geral do corpo, aumenta a resistência e a capacidade respiratória
Goji Berry	*Lycium barbarum*	Nutre o *yin* do fígado (*gan*) e dos rins (*shen*), beneficia a pele, a visão e a estrutura óssea
Guaraná	*Paullinia cupana*	Tonifica o *qi* e o *yang*
Gengibre	*Zingiber officinalis*	Tonifica o *qi* e o *yang*, favorece o baço (*pi*) e os pulmões (*fei*)
Hortelã	*Mentha piperita L.*	Tem efeito carminativo, melhora a flatulência, favorece os pulmões (*fei*) e o intestino grosso (*da chang*)
Limão	*Citrus limon*	Beneficia o fígado (*gan*), é analgésico e antipirético
Malva	*Malva verticillata*	É refrescante, favorece os pulmões (*fei*) e o intestino grosso (*da chang*), tem ação diurética e laxativa
Maracujá	*Passiflora incarnata L.*	Acalma o *yang* e a mente (*shen*), favorece a digestão
Romã	*Punica granatum*	Tonifica o *qi*, favorece o intestino grosso (*da chang*) e dissolve a mucosidade
Sálvia	*Radix salvia miltiorrhizae*	Dispersa o calor, acalma a mente (*shen*) e tonifica o sangue (*xue*)

PARTE 6

Nutrição segundo os Cinco Movimentos

27

Dietoterapia Chinesa | Nutrição para Corpo, Mente e Espírito

Andrea Maciel Arantes

A medicina tradicional chinesa compreende o ser humano como corpo, mente e espírito. Os chineses dão o nome de *shen* à mente e à consciência, que é uma das atribuições do espírito. A mente está por trás de tudo o que o ser humano faz, pensa e sente, enquanto o seu espírito diz respeito às virtudes, aos valores espirituais. Nada no corpo é separado da consciência. O corpo não se mexe sozinho, não adoece sozinho e não se cura sozinho, conforme relata Dechar (2006):

> *A medicina chinesa vê o corpo e a mente humana como um sistema unificado, sem divisão entre as experiências física, emocional, psicológica e espiritual. Por essa razão, tem sido difícil separar em partes e fácil negligenciar a compreensão psicológica sofisticada e a sabedoria espiritual embutida na tradição (oriental).*

É o interior de cada um – o *shen* – que direciona a energia em todo o corpo: "O *shen* controla e direciona o movimento do *qi* nos níveis físico e mental" (Dechar, 2006) e, dessa forma, a energia que flui nos canais de acupuntura e o sangue nos vasos seguem esse comando.

Comumente, o humor de um indivíduo está relacionado com a 'disposição do espírito' e, em medicina chinesa, suas atribuições estão relacionadas com o *shen*, conforme cita Maciocia (1996):

> *O shen é utilizado para indicar a esfera inteira dos aspectos do ser humano (...). Nesse sentido, não está somente relacionado com o coração, mas inclui os fenômenos emocional, mental e espiritual de todos os outros sistemas. Cada um dos cinco órgãos está relacionado com um determinado aspecto mental.*

182 Parte 6 Nutrição segundo os Cinco Movimentos

Cada um dos órgãos internos (*zang*) contribui para a formação da mente (*shen*), a partir do que os chineses chamam de alma: "os cinco espíritos são a visão taoísta da alma ocidental ou da psiquê", conforme explica Dechar (2006). Isso nada mais é do que energia (*qi*) em movimento, que impulsiona as atividades psíquicas, a partir das necessidades do espírito dentro do corpo na prática clínica e, mais especificamente, dentro dos cinco órgãos principais (*zang*).

A alma etérea (*hun*) reside no fígado (*gan*); a alma corpórea (*po*), nos pulmões (*fei*); a força de vontade (*zhi*), nos rins; o pensamento (*yi*), no baço. O *shen*, por sua vez, reside no coração (*xin*).

Assim, a nutrição, segundo a dietoterapia chinesa, visa impulsionar a direção do *qi* em caráter terapêutico e harmonizar as cinco almas residentes nos cinco órgãos internos, a partir da nutrição do corpo, da mente e do espírito com alimentos e atividades integrativas relacionadas com os cinco movimentos *(wu xing)*.

Contudo, ao mobilizar o *qi*, seja a partir dos alimentos, seja por meio de atividades, é possível contribuir de maneira positiva para a cura. Na prática clínica, pode-se observar de modo muito claro que as necessidades do ser humano vão além da nutrição fisiológica.

Os alimentos contribuem para a formação de *qi* e de *xue*, mas também existem outras maneiras de mobilizar o *qi,* as quais podem beneficiar os órgãos internos (*zang*) e podem ser realizadas no dia a dia para promover cura e bem estar.

Lembre-se de que corpo, mente e espírito estão inteiramente associados. Por isso, o tempo todo, nossos atos, pensamentos e sentimentos podem contribuir para a saúde ou para a doença. É fundamental atentar-se a isso em qualquer proposta na área da saúde, conforme Dechar (2006): "O paciente pode até ser tratado todos os dias, mas os sintomas podem retornar se o tratamento não estiver relacionando a mente ao corpo".

O que pode contribuir para a aplicação desse conhecimento é um cuidado integrado, pois é preciso nutrir o corpo, a mente e o espírito (*shen*). De acordo com Peter Mole (2007):

> *Por um lado, as pessoas têm um corpo físico que precisa ser alimentado dos frutos da terra, assim como todos os animais e as coisas vivas. Por outro lado, elas possuem uma conexão com o céu que requer um tipo diferente de nutrição. Isso lhes dá o prodígio da consciência e do espírito humano.*

Dietoterapia Chinesa | Nutrição para Corpo, Mente e Espírito **183**

Do Capítulo 28 ao Capítulo 32, serão abordadas todas as funções dos órgãos internos, com propostas simples e práticas de autocuidado, envolvendo os cinco movimentos (*wu xing*).

Ressalto que o referencial utilizado para isso é a medicina tradicional chinesa, dentro de um olhar *transdisciplinar*, ou seja, que expande e amplia também a visão integrativa da própria medicina tradicional chinesa.

Assim, antes de apresentar a proposta psicoespiritual de cada um dos cinco movimentos (*wu xing*), o Quadro 27.1 mostra como cada movimento, relacionado a um órgão interno, vibra e é favorecido por diversas atividades.

Quadro 27.1 Representação dos cinco movimentos

Movimento	Representação
Madeira (fígado – *gan*)	Representa a fluidez, a intuição e o desenvolvimento harmonioso do potencial de um indivíduo. São as decisões, o planejamento, a estratégia, a liberdade, a criatividade e a assertividade em direção a metas
Fogo (coração – *xin*)	Representa o espírito, a consciência, a experiência de união com a vida e com os outros, o amor, a afeição e a alegria. Inclui a cognição e os sentimentos
Terra (baço – *pi*)	Representa a matéria sólida, o pensamento, a lógica, a solução, a estabilidade, a praticidade, a nutrição, a solidariedade, a meditação, a intenção e a contemplação
Metal (pulmões – *fei*)	Representa o aperfeiçoamento da sabedoria. São os valores internos, a autoestima, a verdade e a relação com o corpo, com a respiração, com as defesas, os vínculos e os desapegos
Água (rins – *shen*)	Representa o armazenamento e a conservação de energia. É a força para o crescimento, a manutenção da fisiologia e a disposição para reprodução. Representa a força de vontade, a coragem, a autoconfiança e a fé em si mesmo

Adaptado de Ross, 1994.

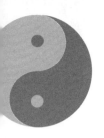

28

Movimento Madeira e a Nutrição do Fígado

Andrea Maciel Arantes

O movimento Madeira está relacionado com o amanhecer e com o "período de crescimento" (Kaptchuk, 2000). É o movimento em que o *yang* cresce dentro do *yin*. "O caractere da madeira representa uma árvore" (Mole, 2007) e, na natureza, esse movimento relaciona-se com a primavera, com o florescer, com as árvores e com o vento.

O movimento Madeira está associado, também, ao crescimento e ao desempenho no fluxo da vida dos seres humanos. Segundo as palavras de Peter Mole (2007):

> *Eles (os seres humanos) se empenham para se tornar sua própria forma de árvore e encontram obstáculos e frustrações ao longo do caminho. Dependendo da natureza da Madeira que possuem, podem mostrar flexibilidade diante dos obstáculos e continuar a crescer, ou então, podem ter dificuldades para se adaptar e, consequentemente, tornam-se resistentes.*

Como as árvores, o indivíduo precisa de recursos para alcançar seu potencial, os quais são impulsionados pela natureza expansiva da Madeira, residente no fígado (*gan*). Ela confere aos indivíduos a flexibilidade para que todos possam se adaptar às circunstâncias.

Ao mesmo tempo em que a Madeira está associada às árvores e à primavera, na natureza, ela está associada, também, à cor verde. No corpo humano, está associada ao fígado (*gan*) e à vesícula biliar (*dan*).

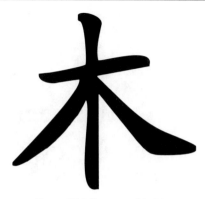

Figura 28.1 Ideograma *Madeira*.

Para entender melhor a nutrição do fígado (*gan*), suas funções estão descritas a seguir.

- *Regular o volume de sangue*: o fígado (*gan*) regula o volume de sangue conforme a demanda do organismo. Por lá encontramos uma microcirculação sanguínea importante para todo o funcionamento do corpo, nutrindo os olhos, as unhas, as articulações e os tendões.
- *Assegurar o fluxo suave do* qi: sua função de regular o *qi* e o sangue (*xue*) contribui para a harmonia da digestão, das emoções e dos sentimentos, bem como para o fluxo natural da energia no corpo, através dos canais de acupuntura e de sangue pelos vasos. É ele quem trabalha para que os movimentos sejam realizados e para que o *qi* chegue a todos os lugares. "Se o *qi* do fígado (*gan*) estiver contido por um longo período, nossa vida emocional será caracterizada geralmente por depressão, frustração, irritabilidade e tensão emocional" (Maciocia, 1996). Nesse sentido, o fígado (*gan*) assegura que o *qi* influencie e mobilize os intestinos e regule a menstruação. Porém, quando essa função não é realizada, o *qi* paralisa e o sangue (*xue*) fica estagnado, o que faz surgirem os primeiros sinais de dor e distensão nos hipocôndrios, nos intestinos ou no útero. Por isso, o fígado está plenamente envolvido na menstruação, regulando o ciclo menstrual e o fluxo de sangue (*xue*). Cólicas menstruais, p. ex., indicam a existência de estase de sangue (*xue*) no útero e podem ser resolvidas com acupuntura, fitoterapia e alimentos que movem o *xue*, melhorando dores e cólicas.
- *Produzir a bile*: a bile é estocada na vesícula biliar (*dan*), que contribui para a digestão e para a quebra das moléculas dos alimentos.

Por isso, o sabor ácido beneficia o fígado (*gan*). A estagnação do *qi* – visível em quadros de depressão, frustração, má digestão, flatulência e constipação intestinal – comumente é tratada com acupuntura e pode ser melhorada com o consumo do sabor ácido e de alimentos refrescantes, como vinagre de maçã orgânico.

* *Controlar tendões e articulações, abrir-se nos olhos e manifestar-se nas unhas*: o fígado (*gan*) é o órgão responsável por regular o volume de sangue e nutrir os olhos, as unhas, as articulações e os tendões. Por isso, quando ele não está saudável, o indivíduo apresenta unhas fracas e visão empobrecida, dando origem a problemas oftalmológicos. A nutrição das articulações também pode enfraquecer, conforme o estado de saúde do fígado, originando doenças como artrite, artrose, bursite e quadros dolorosos que acometem os movimentos.

O movimento Madeira tem a característica de expansão e atua na fluidez da vida em todos os níveis. Nada está parado, tudo está em movimento. Tudo o que paralisa dentro do organismo causa algum problema e pode desenvolver uma patologia. Em medicina chinesa, tradicionalmente se diz que onde existe dor não existe fluxo. Assim, da mesma maneira que o fígado (*gan*) contribui para a regulação do sangue (*xue*), a fim de realizarmos atividades como caminhar, ele contribui para que possamos expandir, por meio do movimento físico ou em nível mental, tomando atitudes na vida. Segundo Mole (2007):

> *O planejamento ocorre o tempo todo e em todos os níveis do corpo, da mente e do espírito. Na verdade, é mais fácil perceber a função de planejamento do fígado (gan) quando ele falha. Quando o ciclo menstrual começa a ficar irregular, quando a mente fica desorganizada ou quando o indivíduo acorda às 2 horas da manhã e faz planos que não levam a nada durante a noite.*

No nível físico, o fígado (*gan*) nutre as articulações, para que possamos nos locomover. No mental, ele proporciona direção e planejamento, para a realização de metas. No nível espiritual, o fígado (*gan*) equilibrado demonstra resiliência, assertividade e flexibilidade para adaptação às dificuldades. Por isso, o sentimento de frustração deve ser trabalhado, movendo a estagnação física e incentivando essas virtudes.

188 PARTE 6 Nutrição segundo os Cinco Movimentos

A natureza da Madeira é o movimento disperso para todas as direções. Ela proporciona atitude para o indivíduo agir e reagir. No entanto, se uma pessoa for excessivamente reativa ou hipersensível, o sentimento de raiva afetará as funções do fígado (*gan*), fazendo com que os nervos e as articulações se contraiam, o que impedirá o fluxo do *qi* e do sangue (*xue*). Então, o indivíduo sentirá tensão e contração muscular. Ao mesmo tempo, um indivíduo que não se manifesta no meio em que vive por excessiva timidez acabará por sofrer do fígado (*gan*) e terá seus movimentos retraídos.

O fígado (*gan*) também tem a característica única de ser um órgão que se regenera. De modo similiar, a regeneração da mente e dos planos é fundamental nos momentos de frustração, para gerar flexibilidade. Ter uma mente aberta para mudanças propicia flexibilidade e ajuda a repensar os momentos difíceis. Assim, se o fígado (*gan*) permanecer saudável, ficará mais fácil manter a mente aberta e flexível. Por outro lado, se o órgão estiver doente, essa oportunidade será reduzida. O tratamento regular, com acupuntura, fitoterapia, alimentação e exercícios chineses, melhora esse estado de maneira significativa.

O fígado (*gan*) abriga a alma etérea (*hun*). Segundo Dechar (2006): "Nos humanos, *hun* representa a faculdade da imaginação, da visão e da direção clara e o senso de justiça. Por isso, ele é o responsável por intuição, criatividade, raciocínio, estratégia e planejamento". Dechar acrescenta ainda: "À noite, enquanto dormimos, *hun* organiza nossos sonhos e promove imaginação para nossos planos no futuro".

Assim, o sangue (*xue*) do fígado (*gan*) enraíza *hun* e impulsiona a mente, gerando atitudes e comportamentos em direção às realizações.

"As pessoas com o *hun* bem enraizado (no sangue do fígado) são capazes de tomar boas decisões e fazer bons planos, utilizando discernimento e sabedoria" (Mole, 2007).

Pessoas muito criativas, como publicitários, apresentam intensa atividade mental. O movimento da alma etérea (*hun*) nessas pessoas é grande. No entanto, é comum vê-las se irritando com facilidade, pois têm um movimento Madeira em plena atividade dentro de si. Para elas, exercícios físicos são altamente benéficos, desde que realizados no período da manhã, que é o horário oposto ao da Madeira. Essa também é uma oportunidade para a produção de serotonina, que aumenta a sensação de bem-estar e melhora a resposta ao estresse. Esse é um modo de acalmar o fígado (*gan*), além de estimular a circulação do *qi* e do sangue, melhorando estagnações; com isso, a mente flui e a criatividade aparece.

Passear no parque e entrar em contato com a natureza também ajudam a manter o fígado (*gan*) saudável. Essa suavidade proporciona tranquilidade às pessoas com intensa atividade mental, irritabilidade e mau humor, esvaziando a mente, o que pode contribuir para que, com a mente mais vazia, consigam ouvir a intuição para encontrar saídas para os problemas diários. Isso é típico da alma etérea (*hun*).

Na China Imperial, dizia-se que o fígado tinha a "função de general" e a vesícula biliar, de "juiz". Isso porque, ao mesmo tempo em que o fígado (*gan*) atua harmonizando as emoções e o livre fluxo de *qi*, atua também como um general, que organiza e exerce o planejamento estratégico, ao passo que o juiz decide o caminho que será tomado, ação atribuída à vesícula biliar (*dan*), que, de modo semelhante a um juiz, libera a bile para ser utilizada. Assim, enquanto o fígado (*gan*) contribui para o planejamento e a estratégia, a vesícula biliar (*dan*) auxilia na tomada de decisões.

Quando o fígado (*gan*) está em estado de *excesso*, o indivíduo manifesta-se como um general desequilibrado e ditador. Na prática, ele pode mostrar acessos de raiva, frustração e crítica excessiva. Em estado de deficiência, o indivíduo não consegue ter planos para o futuro e para sair de situações indesejadas. É uma sensação de estagnação física e mental. A frequente indecisão (para onde ir, o que fazer?) é uma deficiência na vesícula biliar (*dan*).

A sabedoria taoísta mostra a necessidade de equilíbrio em todas as situações. Os sentimentos negativos fazem parte da vida. Não é errado sentir raiva ou frustração, já que, muitas vezes, são esses sentimentos que desencadeiam mudanças e atitudes importantes na vida, mas a agressão e o julgamento indevido são nocivos a qualquer pessoa. O ciúme, a teimosia, a inveja e a vingança também são prejudiciais e o corpo mostra claramente quando não estamos no caminho correto no momento em que surge a dor ou a doença.

Quando algo sai do controle (que é típico da Madeira), é fundamental buscar flexibilidade para manter o fluxo e a direção na vida. Nesse sentido, ouvir a intuição, acalmar a mente e elevar a consciência são atitudes que podem proporcionar novas maneiras de enxergar a vida e as dificuldades.

Equilibrando a Madeira

Alimentos de sabor ácido e natureza refrescante contribuem para a dispersão da energia e movem o *qi* do fígado (*gan*) em todas as direções, melhorando a estagnação e aliviando contraturas, bem como harmonizando a digestão. Por exemplo: limão, tangerina, laranja, uva, maracujá, abacaxi, berinjela e ameixa.

Por outro lado, o fígado (*gan*) está relacionado à cor verde. Portanto, hortaliças são altamente benéficas para ele. Ex.: brócolis, repolho, aspargos, ervilha, ora-pro-nóbis e rúcula.

Outro elemento importante quando se trata de fígado (*gan*) é a qualidade do sangue (*xue*). Quando existe deficiência do sangue (*xue*) do fígado (*gan*), é fundamental se alimentar melhor. Os alimentos de origem animal normalmente são fontes rápidas para a nutrição do sangue (*xue*), mas, se houver alguma dificuldade para alimentação, a orientação nutricional não deve ser descartada, em qualquer idade. Fórmulas magistrais chinesas, como *ba zhen wan* e *dang gui xiao yao wan*, também melhoram deficiências de sangue e devem ser prescritas por profissional habilitado.

Para nutrir o fígado (*gan*)

Em nível físico: pratique exercícios, e alimente-se bem, com alimentos esverdeados, e dê espaço aos cítricos, seja por meio de frutas, seja por meio de chás. Evite bebidas alcoólicas, doces e gorduras industrializadas. Evite comer de madrugada e planeje suas refeições com antecedência.

Em nível mental: para impulsionar o movimento Madeira, é importante estimular a visão e manter o contato com a natureza. Para isso, sugerem-se atividades como caminhar e plantar árvores ou hortaliças em vasos ou ikebanas. Solte a criatividade em pinturas, esculturas, bordados, desenhos ou arteterapia. Para facilitar o planejamento e a estratégia, é preciso rever os objetivos e estabelecer novas metas de curto, médio e longo prazos. Busque cursos ou faça viagens inspiradoras. A expansão é o movimento natural da Madeira.

Em nível espiritual: procure entender o que está por trás de sentimentos nocivos, como raiva, frustração e impaciência. Se necessário, busque ajuda profissional. Os sentimentos diários trazem aprendizados constantes, mas, quando um sentimento permanece e bloqueia nossa evolução ou nossa sensação de bem-estar, é necessário entender por que o sentimento está ali estagnado. Trabalhe em si os valores de aceitação, flexibilidade, assertividade e bondade, virtudes associadas ao movimento Madeira.

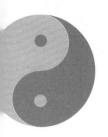

29

Movimento Fogo e a Nutrição do Coração

Andrea Maciel Arantes

O movimento Fogo está relacionado com o meio-dia, período de plenitude do *yang*. Segundo Kaptchuck (2000), "o Fogo designa as funções que alcançam o estágio máximo de atividades". É o momento em que o *yang* está dentro do *yang*.

Na natureza, esse movimento está relacionado com o sol e o calor, cujo ápice é no verão. O fogo tem a característica de ascensão, ou seja, sobe, queima e transforma. O calor provoca movimento, atividade, entusiasmo e até euforia podendo fazer bem ou mal. Ainda assim, o ser humano depende do calor e da luz para viver.

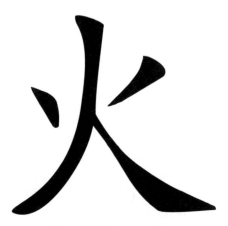

Figura 29.1 Ideograma *Fogo*.

192 Parte 6 Nutrição segundo os Cinco Movimentos

No corpo, o fogo está relacionado com o coração (*xin*), o pericárdio (*xinbao*), o intestino delgado (*xiaochang*) e o triplo aquecedor (*sanjiao*). "O fogo é diferente dos outros elementos. Tem dois órgãos *yin* e dois órgãos *yang*. Dois deles não são órgãos comuns e são muitas vezes chamados de funções" (Mole, 2007).

O triplo aquecedor (*sanjiao*), que está inserido no movimento Fogo, é um conceito oriental, não um órgão propriamente dito. Ele exerce uma função (*yang*) de concentrar e mobilizar energia entre as três regiões do tronco – tórax, abdome e ventre. É dividido em aquecedores superior, médio e inferior.

Para entender melhor a nutrição do coração (*xin*), pelo movimento Fogo, devem ser observadas suas funções energéticas, descritas a seguir.

- *Governa e sintetiza o sangue e comanda a circulação*: o coração (*xin*) bombeia o sangue (*xue*) e o direciona para todo o corpo por meio dos vasos (*xuemai*). Assim, a transformação final da formação do *qi* oriundo dos alimentos em sangue (*xue*) acontece no coração (*xin*).

- *Manifesta-se na face*: os chineses entendem que a face revela o estado de espírito das pessoas e que o espírito humano está alojado no coração (*xin*). Na prática da medicina tradicional chinesa, também são observados o olhar, a compleição e a cor da face do paciente, conforme relata Maciocia (1996): "Quando o sangue estiver deficiente, a compleição será pálida".

- *Manifesta-se na língua e controla a sudorese*: o coração (*xin*) rege a fala e influencia todos os processos de comunicação. Logo, falar demais pode indicar Fogo de Coração (síndrome da medicina tradicional chinesa), com manifestações clínicas que envolvem tanto a agitação mental quanto a fala incessante, podendo acompanhar sudorese noturna. Isso porque o calor provocado pelo Fogo, agita a circulação sanguínea, induzindo a transpiração, para manter a harmonia corporal. Hiperidrose, p. ex., também está relacionado com desequilíbrios entre o coração (*xin*) e os rins (*shen*).

- *Abriga a mente e enraíza o espírito*: muitas culturas atribuem a divindade humana ao coração (*xin*) e, em medicina tradicional chinesa, isso não é diferente, já que ele abriga a consciência (*shen*). A função de cada uma das quatro almas (*hun, yi, po, zhi*) constitui o *shen*, que relaciona a consciência com as atividades do pensamento, a lucidez, a cognição, a memória recente, a comunicação, a afetividade e a alegria, que podem ser expressas no rosto dos indivíduos. Assim, durante o dia, *shen* se manifesta na compleição, na face das pessoas e, durante a noite, "repousa" no coração, de modo que o indivíduo consiga dormir.

Insônia e coração

A insônia é a hiperatividade da mente, no momento em que ela deveria estar tranquila. Segundo a medicina tradicional chinesa, o sono depende do estado do coração (*xin*) e do fígado (*gan*).

O coração (*xin*) é considerado o monarca. Ele é o órgão mais protegido e importante do corpo, visto como um imperador que tem o maior cargo e que, por isso, não deve ser perturbado. O coração (*xin*) controla a circulação do sangue (*xue*), que precisa ser abundante para exercer sua função. Logo, quando suas funções estão enfraquecidas, a síntese de sangue fica comprometida, causando maior esforço para manter a circulação e provocando a deficiência. Com as funções reduzidas, a mente (*shen*) fica desalojada, diminuindo a tranquilidade do indivíduo, principalmente à noite. Aliás, dificuldade para pegar no sono no momento destinado a dormir também é uma das manifestações de deficiência de sangue do coração (*xin*), tratada na medicina tradicional chinesa.

O *shen* também é a sede dos sentimentos e precisa estar calmo. Por isso, agitação em excesso não é saudável para a saúde do coração (*xin*). Agitação pode acontecer por diversas razões, como medo em excesso, obsessão, paixão, euforia, ira, entre outros.

Insônia e fígado

O fígado (*gan*) tem a função de armazenar o sangue (*xue*) e equilibrar o fluxo de energia, para que as emoções se harmonizem. Enquanto o coração (*xin*) é o monarca, o fígado (*gan*) é o general, pois dá ordens; enquanto o coração (*xin*) rege a circulação de sangue (*xue*), o fígado dá o direcionamento para o *qi* fluir, atendendo à necessidade do corpo. Por isso, quando se é muito estimulado no período da noite, a vontade de dormir cessa. Afinal, se o cérebro for estimulado, vai requerer mais sangue e energia, dando mais trabalho ao fígado (*gan*), no momento em que a energia deveria ser recolhida. Assim, o hábito de deitar-se tarde lesa as funções do fígado (*gan*), deixando-o hiperativo.

194 Parte 6 Nutrição segundo os Cinco Movimentos

A hiperatividade das funções orgânicas pode perturbar a mente, contribuindo para o quadro de insônia.

Quando os órgãos internos estão em hipoatividade, as funções ficam lentas e o indivíduo sente cansaço e sonolência durante o dia. Quando há deficiência de sangue (*xue*), a mente fica agitada, vulnerável e instável, piorando durante a noite. Na deficiência de *yin*, o indivíduo pode adormecer com facilidade, mas acorda durante a noite e não consegue continuar o sono, o que atrapalha demais seu descanso diário.

Tratamento

A medicina chinesa trata insônia com acupuntura, fitoterapia, massagem e dietoterapia. Dentro da acupuntura, são utilizados pontos específicos para cada caso, especialmente os do canal do coração (*xin*). Na fitoterapia, sugere-se o consumo de fórmulas magistrais chinesas adequadas para facilitar a formação e a nutrição do sangue. Na massagem (*tuina*), é possível acalmar a mente e relaxar o corpo. Na dietoterapia, utilizam-se alimentos que promovem a saúde do coração e, nos casos de deficiência de sangue, orienta-se a alimentação, para que a nutrição seja mais profunda.

Além disso, a própria postura do terapeuta contribui para o tratamento do paciente, quando consegue ajudá-lo a se conhecer, a reconhecer emoções e incentivá-lo a uma rotina saudável.

Muitos desequilíbrios que envolvem a saúde do coração (*xin*) estão relacionados à vida emocional do indivíduo e, nesse sentido, psicoterapeutas não devem estar descartados dos tratamentos, pois contribuem com o autoconhecimento do paciente. É importante lembrar que muitos casos podem levar meses de tratamento, então, é preciso paciência com o profissional e consigo mesmo.

Para dormir bem:

- A melhor posição para dormir é deitar-se sobre o lado direito do corpo, com as pernas levemente dobradas, o braço direito dobrado, descansando em frente ao travesseiro, e o braço esquerdo repousando sobre a coxa esquerda. Essa posição possibilita ao coração ficar mais alto, para que o sangue circule e para que ele possa "trabalhar" tranquilamente.

continua

- Deite-se até as 23 horas. Cada órgão tem um horário. Conforme o relógio biológico oriental, esse é o horário da vesícula biliar, seguido do fígado, que se inicia à 1 hora. Quando muitas atividades são realizadas depois das 23 horas, há sobrecarga nas funções do fígado e o resultado disso aparece no dia seguinte, como cansaço, falta de concentração e de memória, irritabilidade, indisposição, insatisfação e mau humor, sintomas típicos de desequilíbrio em Madeira.
- Faça a higiene do sono. A partir das 18 horas, diminua as atividades e as luzes de casa, para que a mente possa se dirigir ao descanso.
- Utilize gotas de óleo essencial de lavanda no ambiente, que tem a propriedade de acalmar a mente.
- Use a cor azul em um abajur no quarto. O azul age diretamente no sistema nervoso central, desacelerando os processos cognitivos, o que pode contribuir para o relaxamento.
- Tome chá de melissa ou de camomila horas antes de dormir. Eles possuem efeito calmante reconhecidos há muito tempo.
- Cuide do ronco; ele é um sinal de mucosidade, que pode ser tratado com medicina chinesa.
- Pesadelos e sonhos agitados são sinais de calor e fogo patogênico, que podem ser tratados com fórmulas chinesas de ação dispersiva e alimentação apropriada.

É importante pontuar que, quando se diz que o coração (*xin*) abriga a mente e a consciência (*shen*), não significa que o cérebro não exerça seu papel nas atividades mentais. Na realidade, a medicina tradicional chinesa entende o cérebro como um órgão extraordinário, nutrido pelos rins e coordenado pelo coração (*xin*). Por isso, a atribuição mental não engloba apenas o campo emocional, mas também as funções cognitivas, como memória, aprendizado e discernimento.

Desde a Dinastia Qing, os chineses já relatavam que a nutrição do corpo e da mente também está associada ao *jing* (essência que nutre o cérebro e dá consistência à inteligência, à memória e à concentração). Os sentimentos, entretanto, estão relacionados com os órgãos internos (*zang*) e as almas se reúnem no *shen*.

Além de governar o sangue (*xue*) e englobar a mente (*shen*), o coração (*xin*) abriga sentimentos nobres, como o amor e a alegria. Demonstrar sentimentos e ter a capacidade de se relacionar de forma tranquila é uma das funções naturais do Fogo dentro de nós, conforme Mole (2007):

Existem muitos fatores que contribuem para a alegria das pessoas, mas a alegria associada ao Fogo é significativa. Estar com os outros, compartilhar e se comunicar são elementos que geram e mantêm o Fogo dentro de nós. A satisfação de ter um contato humano prazeroso nutre o Fogo.

Ainda segundo o autor, o sentimento de solidão prejudica significativamente o coração (*xin*): "quando uma pessoa permanece isolada e sem companhia durante muito tempo, o elemento Fogo fica sem uma fonte essencial de nutrição. É como quando uma planta tem que suportar muita sombra. Em geral sobrevive, mas não floresce".

> No nível físico, o coração (*xin*) governa o sangue dentro dos vasos, para que todo o corpo seja nutrido. Em nível mental, rege a mente, coordenando a cognição e os sentimentos. Em nível espiritual, abriga a consciência.

É curioso notar uma frase de Paul Ekman, citada no trabalho da farmacêutica Candace Pert, *Molecules of Emotion,* que revelou que emoções são sentidas em todo o corpo – o que vai ao encontro da visão da medicina chinesa, que entende que o sangue (*xue*) carrega o *shen* para todo o organismo. Conforme suas palavras: "Toda emoção é vivenciada além do organismo, não apenas na cabeça ou no corpo, e ainda se expressa na face."

De modo semelhante à concepção ocidental, o *shen* faz a ponte entre o cérebro e o corpo, estando por trás de todas as emoções. É nítido perceber que, mesmo sendo uma resposta neurofisiológica, as emoções advêm de um ser que pensa e sente – essa é a consciência em ação, uma atribuição do espírito.

Pert (2003) sugere que emoções sejam expressas sempre que surgirem:

Eu acredito que todas as emoções são saudáveis, porque elas são o que unem o corpo à mente. Raiva, medo e tristeza são chamados de emoções negativas, mas são tão saudáveis como paz, coragem e alegria. Reprimir essas emoções e não as deixar fluir é que desintegra nosso sistema.

Nesse sentido, é absolutamente saudável para a mente não acumular sentimentos, sejam eles bons ou ruins. Ao se observar a fisiologia do corpo, nota-se como o coração (*xin*) é muito especial e requer cuidado. Ele é o primeiro órgão que se desenvolve no feto e o mais protegido do corpo, envolvido pela caixa torácica. Na China Antiga, dizia-se que o coração (*xin*) teria a imagem de um imperador, considerado o intermediário entre o humano e o divino. Por isso, o compartilhamento, o amor, os sentimentos e os relacionamentos são atributos do movimento Fogo, que abriga a consciência e a divindade do indivíduo.

O coração (*xin*) também precisa de ritmo e tranquilidade. Daí a necessidade de paz interior, pois os chineses sabem que euforia e sentimentos como arrogância, impaciência, crueldade e ódio perturbam o *shen*, causam hiperatividade e alteram as funções do coração (*xin*) e dos demais órgãos como consequência. Por isso, o sabor amargo é indicado para ele, pois remove o calor excessivo causado pela hiperatividade, além de secar a umidade (*shi*), concentrar o *qi* e fazê-lo descer até o intestino delgado (*xiao chang*).

Os alimentos que tonificam o coração (*xin*) são os de sabor amargo. Muitos deles são nutricionalmente recomendados para aumentar a sensação de bem-estar, pela presença de triptofano (aminoácido que não é produzido pelo organismo e que estimula a produção de serotonina nos intestinos, o famoso hormônio do bem-estar). É o caso da aveia e do cacau.

A maioria dos alimentos amargos também age do centro para baixo e, portanto levam o *yang* para baixo, como alface, chicória, camomila, chá verde, maçã, amora, jiló, palmito e caqui.

Para nutrir o coração (*xin*)

Em nível físico: pratique exercícios físicos. Cento e cinquenta minutos semanais são suficientes para manter a saúde do coração em dia. Alimente-se bem e, quando necessário, receba orientação nutricional adequada. A cada fase da vida, são necessários ajustes, principalmente se o estresse for alto e se houver a presença de comorbidades. Acrescente o sabor amargo à alimentação sempre que houver sinais de inflamação e agitação. Receba massagem tanto quanto puder. O tato também nutre o movimento Fogo.

continua

Em nível mental: aumente as formas de se sentir feliz e alegre. Na prática clínica, há anos, noto que as pessoas estão deixando de fazer atividades das quais gostam, pela demanda de responsabilidades diárias. O coração precisa ser alimentado com coisas de que gosta, para aumentar a alegria. Divirta-se, dê risadas, faça o que você ama e busque sua realização pessoal. Isso alimenta o Fogo. Expressar o que você sente também é essencial. Experimente a escrita terapêutica ou busque aprender sobre as emoções. Isso gera autoconhecimento e contribui para a felicidade pessoal.

Em nível espiritual: trabalhe sua espiritualidade de alguma forma, como por meio de uma religião, de práticas espirituais, de trabalhos voluntários ou de estudos sobre as virtudes. Ame-se, transforme sentimentos difíceis dentro de si e aumente a gratidão e o perdão. Não há coração que resista à aceitação e ao amor.

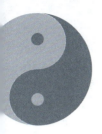

30

Movimento Terra e a Nutrição do Baço

Andrea Maciel Arantes

O movimento Terra é a transformação. "A Terra representa a transição entre cada estação" (Kaptchuk, 2000). A Terra possui relação com a colheita e com a nutrição. "O caractere representa as duas principais qualidades da Terra: nutrição e estabilidade" (Mole, 2007).

Para que os frutos possam nascer, são necessários solo adequado e nutrição. No corpo humano, esse processo está diretamente relacionado com a alimentação e é representado pelo estômago (*wei*) e pelo baço (*pi*), que dão origem aos cinco sabores. São esses órgãos que, inicialmente, trabalham para transformar o alimento em *qi*, pela digestão e pela respiração.

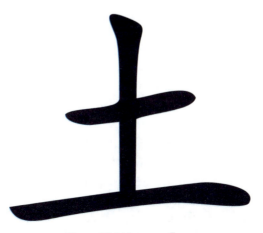

Figura 30.1 Ideograma *Terra*.

200 PARTE 6 Nutrição segundo os Cinco Movimentos

A nutrição pode ser entendida em diferentes níveis: pode-se comer quando existe fome ou, simplesmente, comer para celebrar, assim como é possível sentir "fome" de carinho ou de atenção ou sentir "fome" espiritual – aquela que gera sensação de vazio e crise existencial. Contudo, em qualquer nível, a nutrição ajuda a crescer e a conquistar segurança e estabilidade, que são fundamentais à sobrevivência. A nutrição, neste capítulo, diz respeito a atender às necessidades que se manifestam como fome – sejam físicas, mentais, espirituais. Por isso, é importante olhar para dentro de si e observar qual dessas áreas precisa de atenção.

É comum ver pessoas se alimentando mal quando atravessam períodos de dificuldade. Nesse sentido, ao analisarmos isso com atenção, é possível identificar o que está por trás de determinada necessidade, compreendendo de forma ampla a verdadeira fome do indivíduo. Ao entender esse processo, fica mais fácil buscar o que nos preenche sem descontar na alimentação.

Para compreender melhor a nutrição do baço (*pi*), suas funções estão descritas a seguir.

- *Transformar, transportar e ascender o qi*: o baço (*pi*), na visão da medicina chinesa, também associa o pâncreas às suas funções, dentro do processo digestivo. Os livros chineses antigos descrevem o *pi*, que corresponde atualmente ao baço e ao pâncreas juntos, porque acreditava-se que *pi* era um único órgão. Hoje sabemos que são dois órgãos diferentes, mas que atuam juntos em prol do processo digestivo. Cada vez que se diz baço (*pi*), a medicina chinesa se refere aos dois órgãos tecnicamente. Enquanto o estômago (*wei*) matura os alimentos, a força de sua transformação em energia depende do impulso energético do baço, o *yang* do baço. A porção pura e útil ao organismo (*guqi*) sobe em ascendência para a região do tórax. A subida desse *qi* depende, portanto, do *yang* do baço (*pi*).

- *Abrigar o pensamento (yi)*: o baço (*pi*) abriga a alma *yi*, traduzida como intenção ou pensamento. Com o baço (*pi*) enfraquecido, a capacidade de raciocínio e de buscar soluções práticas para os problemas diários enfraquece. O pensamento fica embotado, abrindo espaço para preocupação, ruminação de pensamentos ou obsessão, que não ajuda a encontrar saídas para as dificuldades. Na presença

Movimento Terra e a Nutrição do Baço **201**

de mucosidade, o pensamento embota, a cognição fica comprometida e o indivíduo aparenta estar "aéreo", o que pode dificultar o aprendizado e a concentração nas tarefas.

- *Controlar os músculos e os quatro membros*: entre as funções do baço (*pi*), está nutrir os músculos, os quatro membros e os lábios. Se não houver *qi* suficiente, não haverá transformação e nutrição adequadas. Isso tornará os músculos enfraquecidos e/ou flácidos. Da mesma maneira que o baço (*pi*) mobiliza para cima a essência dos alimentos (*guqi*), o *yang* do baço mantém os órgãos nos devidos lugares. Prolapsos, p. ex., anunciam declínio do *yang*.

- *Abrir-se na boca*: o baço (*pi*) é o responsável pelo apetite. O sabor doce tonifica as funções do baço (*pi*) e um dos primeiros sinais da perda do apetite surge na deficiência do *qi* do baço (*pi*). Aqui a perda do apetite pode acompanhar inapetência e, em casos avançados, anorexia. O desejo constante por alimentos doces pode surgir por distintas razões: consumo desequilibrado dos macronutrientes, excesso de proteína ou falta de carboidratos suficientes para atender à demanda do indivíduo. Pode surgir, também, por hábitos alimentares, como o excesso no consumo de ultraprocessados que alteram o sabor dos alimentos, ou ainda, por deficiência de sangue (*xue*), que aqui clama por uma nutrição profunda e pela revisão geral da alimentação diária.

É interessante notar que a maioria dos alimentos é de sabor doce, conforme cita Flaws (1998):

> *Isso faz sentido porque nós comemos para tonificar nosso qi e nosso sangue. Todos os grãos, a maioria dos vegetais e a maioria das refeições humanas são doces. Não importa se está junto ou com os outros cinco sabores, o sabor doce é encontrado na maioria dos alimentos.*

Se o baço (*pi*) for entendido como o grande pai da digestão, que garante a formação de *qi* e *xue*, é possível compreender a importância do alimento de sabor doce na base da pirâmide alimentar, como grãos, cereais, frutas, legumes e verduras. Eles são alimentos integrais, essenciais à manutenção da saúde.

Em contrapartida, a ingestão de doces, biscoitos, iogurtes e bolos não contribui para o fortalecimento do baço (*pi*). Excesso de açúcares pode aumentar a presença de mucosidade e favorecer o ganho de peso.

> Em nível físico, o baço (*pi*) nutre os músculos e se estende ao apetite. Em nível mental, manifesta-se no pensamento e na capacidade de resolução de problemas diários. Em nível espiritual, nos torna aptos a cuidar dos outros e de nós mesmos, com empatia, estabilidade e firmeza interior.

O relacionamento entre o baço (*pi*) e o coração (*xue*) contribui fisiologicamente para a formação do sangue (*xue*), conforme já explicado. No entanto, essa relação também é possível no âmbito do intelecto. O baço (*pi*) é responsável pelo pensamento analítico, que favorece os estudos, a concentração e a presença. Por isso, o excesso de atividade intelectual desgasta a mente e as funções do baço (*pi*). Por isso, um dos sinais da boa alimentação também deve envolver o aumento na concentração e a disponibilidade de pensamento claro diariamente.

É importante lembrar que muitas deficiências de baço (*pi*) podem evoluir para outros órgãos, como o coração, e comprometer a formação adequada de sangue (*xue*). Na prática clínica da medicina chinesa, isso pode gerar muitas manifestações clínicas distintas, como anemia, depressão, doença inflamatória intestinal e constipação, entre outras.

Alimentos que nutrem o baço (*pi*) e o estômago (*wei*)

Todos os alimentos de sabor doce, especialmente os de natureza neutra ou morna, tonificam o *yang* do baço (*pi*), favorecem a digestão, melhoram o cansaço e o sono pós-prandial e trazem sensação de nutrição e acolhimento, como raízes, tubérculos, frango, cogumelos e cereais integrais.

Para nutrir o baço (*pi*)

Em nível físico: pratique exercícios e alimente-se de modo saudável, dando preferência aos alimentos integrais. Elimine os ultraprocessados, ricos em açúcares e substâncias químicas. Coma devagar, saboreando o alimento. Diversifique o cardápio, para trazer variedade alimentar, e cozinhe mais, pois essa também é uma forma de autocuidado e de cuidado com quem você ama.

continua

Em nível mental: livre-se das preocupações, organize melhor sua rotina e tenha paciência no dia a dia. Plantar, cuidar de animais e dedicar-se a algo também alimenta a Terra em si mesmo.

Em nível espiritual: cuide de seus pensamentos, evite tempestades sem necessidade e cultive a estabilidade na vida, mesmo em meio às constantes mudanças que todos vivem. Estabilidade, empatia, nutrição, cuidado e realização são valores associados ao movimento Terra.

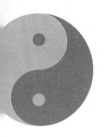

31

Movimento Metal e a Nutrição dos Pulmões

Andrea Maciel Arantes

O movimento Metal diz respeito àquele em que o *yin* cresce dentro do *yang* e, segundo Kaptchuk (2000), "representa um estágio de declínio".

Os radicais que formam o caractere *jin*, que simboliza o Metal, são formados pelo mesmo caractere que origina *tu*, ideograma do movimento Terra. A parte superior é semelhante a um telhado, representando algo que cobre e protege uma superfície, assim como a terra, que dá cobertura ao solo. Os metais são encontrados nas profundezas do solo, na natureza.

O movimento Metal está relacionado com o entardecer. Na natureza, ele é representado pelo outono, quando a temperatura diminui e as folhas morrem e caem na terra. Isso mostra um fim de ciclo.

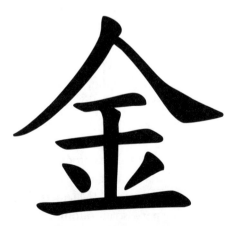

Figura 31.1 Ideograma *Metal*.

206 Parte 6 Nutrição segundo os Cinco Movimentos

O movimento Metal, contudo, reflete os eixos de entrada e saída, assim como de vida e morte. Em nível espiritual, evidencia a sabedoria existente no interior de todos nós. Afinal, é dentro de si que cada um carrega seus valores. No corpo físico, o movimento Metal está relacionado com os pulmões (*fei*) e com o intestino grosso (*da chang*). As funções dos pulmões (*fei*) estão descritas a seguir:

- *Governar o* qi *e a respiração e abrir-se no nariz*: os pulmões (*fei*) dirigem a respiração e todos os processos fisiológicos, pois eles demandam *qi* e abrem-se no nariz, conforme relata Maciocia (1996): "por causa da sua função de extrair o *qi* do ar, o pulmão é o sistema *yin* mais externo, é a conexão entre o organismo e o mundo exterior". O olfato também depende das funções dos pulmões (*fei*) e o nariz é a porta de entrada e de saída para o oxigênio e o *qi*.

- *Controlar a dispersão e a descendência*: os pulmões (*fei*) mantêm a respiração com o auxílio do diafragma e dos músculos, para promover contração e expansão. Por isso, o *qi* pode ser distribuído por todo o organismo, desde os músculos até a pele.

- *Controlar a pele e os pelos*: por difundirem os líquidos corporais (*jinye*) no corpo, os pulmões (*fei*) são responsáveis também por nutrir e umedecer a pele e os pelos, além de controlar a abertura e o fechamento dos poros. Por isso, sabor picante faz bem aos pulmões (*fei*) congestionados. "Os alimentos com sabor picante movem o *qi*, também produzem com frequência a transpiração, que é uma das formas de expulsão dos fatores patogênicos" (Mole, 2007). O sabor picante é encontrado nos seguintes alimentos: anis, canela, *curry*, gengibre, cardamomo, agrião, pêssego, cebola, rabanete, nabo e hortelã.

- *Regular a passagem das águas*: "os pulmões (*fei*) difundem os fluidos por toda a área sob a pele e direcionam os fluidos corpóreos para os rins e a bexiga" (Maciocia, 1996). Em razão dos fluidos corpóreos, o pulmão (*fei*) é um órgão que não gosta de secura e clama por umidade. Isso facilita seu trabalho na regulação da via das águas.

- *Abrigar a alma corpórea*: *po* é a alma corpórea do indivíduo, que reside nos pulmões (*fei*). "*Po* dá a capacidade de movimento, agilidade, equilíbrio e coordenação motora" (Maciocia, 1996). "Ele está relacionado com o sistema nervoso autônomo, as percepções sensoriais e os receptores internos nas vísceras", completa Dechar (2006).

Movimento Metal e a Nutrição dos Pulmões **207**

> Em nível físico, os pulmões (*fei*) dirigem a respiração e proporcionam consciência corporal a partir da alma *po*. Em nível mental, proporcionam a capacidade de desapego, para que os ciclos terminem e sejam concluídos. Em nível espiritual, os pulmões (*fei*) equilibrados proporcionam inspiração e conexão espiritual.

Po também está relacionado com a sensibilidade, esteja ela ligada ao corpo, como em ataques de vento frio, esteja ligada ao interior. Segundo Mole (2007), "a fragilidade do pulmão também pode ser observada, às vezes, no espírito das pessoas, quando elas lutam para superar o pesar e a tristeza que se estabeleceram profundamente em suas personalidades". Assim, um *po* forte caracteriza alguém com capacidade de superação para desapegar-se e seguir adiante. Mole (2007) acrescenta: "As pessoas que têm um *qi* do pulmão forte geralmente possuem uma capacidade natural de proteger a si mesmas".

A capacidade de segurança e proteção nem sempre vem de fora e é fundamental que cada um desenvolva dentro de si sua defesa e sua segurança. A conexão com o céu (divino), com a espiritualidade ou com a sabedoria inata, que existe em cada ser humano, pode preencher esse espaço. A meditação é um dos recursos que mais trazem à tona a sabedoria.

Ao entender a importância de *po*, fica fácil compreender o motivo pelo qual atividades corporais, como *Tai Chi Chuan* e *Qi Gong*, são incentivadas dentro da medicina tradicional chinesa, pois elas são utilizadas para aumentar a percepção corporal e preparar o corpo para a meditação. De modo semelhante, práticas como ginástica, dança e artes marciais associam o movimento à respiração e podem melhorar a relação do indivíduo com o próprio corpo.

O movimento Metal está relacionado com a entrada e saída, seja pela respiração, seja pela excreção, quando o intestino grosso (*da chang*) recebe as substâncias transformadas no intestino delgado e excreta os resíduos impuros.

Mole (2007) relata:

> *Da mesma forma que os pulmões agem no corpo, na mente e no espírito, o intestino grosso também age nos três níveis: drena os resíduos do corpo, da mente e do espírito (...). Isso pode resultar em muitos sintomas, em especial nas áreas do intestino, da pele e dos pelos. As pessoas começam*

a se tornar congestionadas e mentalmente constipadas e incapazes de se desprender e de seguir em frente em suas vidas (...). A decisão do que descartar e soltar é, portanto, papel do intestino grosso.

A facilidade ou a dificuldade relacionada com a entrada e a saída de substâncias também é vista em nível emocional. Assim, o Metal relaciona-se com o desapego: pessoas com dificuldade em desapegar-se de situações podem se sentir enfraquecidas e constipadas, sem energia para seguir em frente quando algo acabou.

Não está errado nos sentirmos tristes diante de uma perda, é um momento natural da vida. Porém, se a angústia for constante, vai alojar-se no peito e acometer as funções dos pulmões (*fei*), causando debilidades respiratórias ou de pele. Além disso, pode afetar o intestino grosso (*da chang*), lesando os movimentos peristálticos e prejudicando a excreção.

Note que muitos indivíduos angustiados, apresentam constipação e, muitas vezes, nota-se que a produção de serotonina (hormônio do bem-estar) nessas pessoas é baixa, confirmando as características clássicas do Metal: pulmão – intestino grosso – angústia.

Alimentos que tonificam o pulmão (*fei*) e o intestino grosso (*da chang*)

Alimentos de sabor picante agem do centro para fora e melhoram a saúde dos pulmões e do intestino grosso. Alimentos de sabor picante podem ser de natureza refrescante, como hortelã, agrião e rabanete, que favorecem a expectoração, ou de natureza morna, como gengibre, noz-moscada, louro e pimentas.

É preciso diferenciar quando usar alimentos refrescantes e quando usar alimentos amornantes, utilizando as regras dos oito princípios, mencionados anteriormente.

Se a doença está na superfície (ao nível da pele), a eliminação dos fatores patogênicos se dá por sudorese. Então, o objetivo é transpirar para eliminar. Nesse sentido, pimenta, anis estrelado e gengibre seco ajudam.

Se a doença está no interior, acometendo a saúde dos pulmões, é preciso cuidado, pois nem o pulmão nem o intestino podem sofrer com calor interno (o que pode adoecê-los). Sendo assim, eles precisam de: rúcula, agrião, cebola, mel, coentro, hortelã, rabanete, nabo, geleia real e gengibre fresco. Frutas aguadas, como pera, também são recomendadas para promover fluidos.

Para nutrir o pulmão (*fei*)

Em nível físico: alimente-se de forma saudável e livre-se do cigarro e das substâncias tóxicas. Acrescente alimentos picantes ao dia a dia e cuide-se nas mudanças climáticas. Tenha a atividade física como parte de sua rotina diária, para ganhar consciência corporal e sentir-se bem consigo mesmo.

Em nível mental: para impulsionar o Metal, melhore o diálogo interno e invista em autoconhecimento. Metal diz respeito a valores internos. Então, lapide seu Metal para alcançar seu bem-estar. Trabalhe nas práticas ecológicas, limpando o que não serve, desde o emocional ao lixo de casa. Abra-se ao novo e ressignifique os acontecimentos passados para seguir adiante.

Em nível espiritual: metal se refere ao autoconhecimento. Fortaleça sua autoestima, sua aceitação e autorrespeito. Busque a espiritualidade, para também obter inspiração na vida. Isso ajudará a atravessar os desafios que, muitas vezes, desencadeiam problemas em Metal.

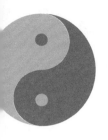

32

Movimento Água e a Nutrição dos Rins

Andrea Maciel Arantes

O movimento Água é o do *yin* dentro do *yin*. Segundo Kaptchuk, "a água representa o estágio máximo de declínio e mudança na direção de uma atividade".

Trata-se do movimento que caracteriza o nascimento e a morte. O caractere que representa o movimento Água sugere uma corrente de água com seus afluentes nas laterais.

A água é o componente principal de rios, lagos e oceanos. Ela também se encontra plenamente no corpo e é fundamental à vida. Nas estações do ano, a água representa o inverno, quando as temperaturas caem, trazendo consigo a sensação de término, de fim de ciclo, e a necessidade de recolhimento. Conforme as palavras de Mole (2007):

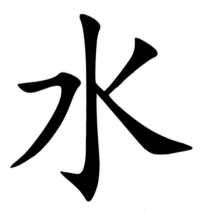

Figura 32.1 Ideograma *Água*.

212 PARTE 6 Nutrição segundo os Cinco Movimentos

A vida fica mais lenta no inverno. Nos dias frios, o céu recebe menos luz. É necessário economizar os recursos internos e reduzir as atividades para conservar o calor. O frio fecha os poros da pele, reduz a transpiração e aumenta a micção.

O movimento Água também surge à noite, quando as atividades diárias cessam e o ser humano se deita para dormir. No corpo, o movimento Água é representado pelos rins (*shen*) e pela bexiga (*pang guang*), órgãos responsáveis pela filtragem e pela excreção de líquidos.

> **Em nível físico**: os rins (*shen*) nutrem a estrutura corpórea. São a união entre fogo fisiológico e dessa estrutura, para sustentar o corpo.
> **Em nível mental**: proporcionam a nutrição do cérebro e ainda promovem coragem.
> **Em nível espiritual**: os rins (*shen*) equilibrados, proporcionam resiliência, força de vontade e sabedoria, para que o indivíduo possa renascer diante das dificuldades.

Para entender a nutrição da água, as funções dos rins (*shen*) são descritas a seguir:

- *Armazenar a essência e governar o nascimento, o crescimento, a reprodução e o desenvolvimento*: conforme relatado anteriormente, os rins (*shen*) armazenam o *jing*, a herança energética dos pais, o que determina força e vitalidade. O envelhecimento é parte do processo de declínio do *jing*, ao longo da vida. "Ele é um processo de desidratação, um sinal de que o elemento água está enfraquecendo e de que estamos perdendo nossos reservatórios de água".

- *Abrigar o portão da vitalidade (ming men)*: segundo Maciocia (1996), "a essência do rim proporciona o material básico tanto para o *yin* como para o *yang*" e o descanso adequado (*yin*), já que o excesso de um ou de outro não faz bem ao organismo e prejudica o funcionamento dos rins (*shen*). Para prolongar a vida, é preciso saber quando parar.

- *Abrigar o medo e controlar os orifícios inferiores*: a atitude de paralisar diante do medo é comum. Essa paralisação está relacionada com as adrenais, glândulas que liberam hormônios como a epinefrina e o cortisol em situações de estresse, quando o corpo se contrai e todo o organismo paralisa. É o momento em que o ser humano fica pronto para se defender. "O medo é uma contração *yin* oposta à expansão *yang* do amor" (Chia, 2011). Além disso, quando há medo, os orifícios inferiores fecham. Por isso, é comum ouvir que os rins (*shen*) os controlam.

- *Governar a medula, abastecer o cérebro e controlar os ossos*: o conceito de medula, no âmbito da medicina chinesa, difere da visão ocidental. Segundo Maciocia (1996), "a medula é uma substância que é a matriz comum dos ossos, da medula óssea, do cérebro e da medula espinal. Assim, a essência do rim produz a medula, que gera medula espinal e abastece o cérebro". Para complementar, é importante lembrar que cérebro, em chinês, é *nao*, mar da medula, porque ele é nutrido pela medula (*sui*), que vem dos rins (*shen*).

- *Abrir-se nos ouvidos e manifestar-se nos cabelos*: os ouvidos dependem da nutrição dos rins (*shen*) e do *jing* para ter funcionamento adequado e os cabelos são uma extensão da boa nutrição oriunda dos rins.

- *Abrigar a força de vontade*: "*zhi* é o espírito do rim (*shen*). Já foi traduzido como vontade, força de vontade, ambição, impulso e motivação (...). *Zhi* fornece às pessoas um sentido de movimento em direção ao seu destino, sem haver um processo muito consciente. Essa vontade despercebida é o resultado de um *qi* do rim saudável" (Mole, 2007).

Para manter os rins saudáveis, é importante ingerir alimentos de sabor salgado, cuja maioria vem da água, como peixes e algas marinhas. O que vem da água fortalece o movimento Água.

Alimentos que tonificam os rins (*shen*) e a bexiga (*pang guang*)

Todos os alimentos de sabor salgado e natureza fresca e fria, favorecem o elemento água, especialmente a saúde da bexiga (*pang guang*), como ostra, algas, melancia, melão, pepino e brotos em geral.

Todos os alimentos de sabor salgado e natureza neutra e morna, melhoram o cansaço e trazem vitalidade ao cérebro e aos rins, como peixes, feijões e sementes em geral (abóbora, girassol, nozes).

214 PARTE 6 Nutrição segundo os Cinco Movimentos

A água, em si, também é indispensável e deve ser consumida de preferência em temperatura ambiente ou levemente morna. O horário das 15 às 17 horas destina-se à bexiga (*pang guang*) e é especialmente benéfico para uma ingestão ainda maior de líquidos.

Para nutrir os rins (*shen*)

Em nível físico: pratique exercícios físicos regularmente e alimente-se de maneira saudável, com itens do sabor salgado, como peixes e oleaginosas. Beba a quantidade de água recomendada à sua idade e à sua necessidade, para manter-se hidratado. Aproveite o horário do banho para entrar em contato consigo mesmo, livrando-se das impurezas e deixando a água lhe trazer renovação. Faça sessões de reflexologia, quando possível. É na planta dos pés que se inicia o canal dos rins, dentro da acupuntura. Ouça músicas de qualidade, das quais gosta. A audição é o sentido da Água. Descanse tanto quanto precisar. Desgastes físicos sobrecarregam os rins (*shen*). Evite pegar peso, para não sobrecarregar a coluna.

Em nível mental: para equilibrar o movimento Água, é importante dar vazão aos sentimentos e ir ao íntimo de si mesmo. Entenda suas inseguranças, para poder aumentar sua coragem e transcender suas dificuldades. Assista a biografias, leia livros inspiradores, encare um medo por dia e arrisque-se mais.

Em nível espiritual: a confiança em si é a chave para estimular a coragem, que reside nos rins (*shen*). Nesse sentido, é muito importante desenvolver valores espirituais, já que a coragem de ser você mesmo vem de dentro, com humildade e sabedoria, valores típicos do movimento Água.

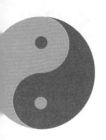

Epílogo

Dietoterapia Chinesa como Proposta Integrativa

Andrea Maciel Arantes
Sissy Veloso Fontes

A dietoterapia chinesa apresentada nesta obra associa os conhecimentos milenares da dietética oriental às atividades que integram corpo, mente e espírito, nomeadas como práticas integrativas e complementares e reconhecidas pela Organização Mundial da Saúde (OMS) e pelo Ministério da Saúde, desde 2006, com o objetivo de promover a saúde em caráter integral.

As diretrizes da Política Nacional de Práticas Integrativas e Complementares (PNPIC) no Sistema Único de Saúde (SUS) foram publicadas no Diário Oficial do Ministério da Saúde por meio da Portaria nº 971, em 3 de maio de 2006 (Brasil, 2006). As Práticas Integrativas e Complementares (PICS) contemplam sistemas que têm teorias próprias sobre o processo saúde/doença, o diagnóstico e a terapêutica, além de recursos terapêuticos diferenciados, os quais são também denominados, pela OMS, sistemas e recursos de medicina tradicional e ou complementar/alternativa, dentre os quais está a medicina tradicional chinesa.

Esses sistemas e esses recursos envolvem abordagens que buscam estimular os "mecanismos naturais" de prevenção de agravos e recuperação da saúde por meio de tecnologias eficazes e seguras, com ênfase na escuta acolhedora, no desenvolvimento do vínculo terapêutico e na integração do ser humano com o meio ambiente e a sociedade, enfatizando a promoção global do cuidado humano, especialmente do autocuidado (Brasil, 2006).

216 Epílogo

Essa proposta visa não apenas somar atividades, mas também promover encontros em todos os níveis: do pensamento oriental com o ocidental, da mente com o corpo, do antigo com o novo, das atividades de lazer com as responsabilidades, da luz com a sombra, entre muitos outros. Como mostra o símbolo do *yin* e do *yang*, a semente da transformação está em ambos os lados. Esse dinamismo é constante e tende a crescer, assim como a proposta do tratamento integrado em saúde, que hoje é mais do que necessário.

Na era da informação, estamos aprendendo que "ler com os olhos" ou "escutar com os ouvidos" não é suficiente. É preciso estimular os sentidos e despertar o coração. Assim, não basta seguir as regras de uma dieta em folha de papel, precisamos também, descobrir como "alimentar" o propósito e "nutrir" o espírito, refletindo profundamente sobre o papel da nutrição em nossa vida.

É necessário trabalharmos o interior para compreendermos o que está diante de nós. Nesse sentido, a proposta de um trabalho integrativo não só envolve escutar as necessidades do outro e respeitar suas preferências, mas também apresentar-lhe novas maneiras de enxergar a vida. Por isso, é importante que a nutrição, tão fundamental para nossa biologia, envolva muito mais do que a manutenção do corpo. É preciso que o indivíduo seja convidado a se observar de perto, para que encontre meios de "alegrar" seu corpo e aquietar sua mente, para que possa sentir na pele o valor do carinho e a sensação de um alimento refrescante, quando está com a "cabeça quente", e para que sinta o calor no peito, quando a temperatura cai, para não ter atitudes frias.

Nesse sentido, essa proposta da dietoterapia chinesa está associada à genuína epistemologia dos Cuidados Integrativos®, Especialização oferecida pela Universidade Federal de São Paulo e aqui descrita por Fontes (2011): o termo "Cuidados Integrativos" consiste em um "novo" paradigma ocidental, que resgata um "velho" paradigma oriental milenar e o associa aos avanços tecnológicos modernos de saúde e educação.

Segundo Fontes (2011), considera-se a prática dos cuidados em saúde, *per se*, um processo de educação em "bem ser e bem viver". Essa indissociabilidade entre a saúde – com uma visão sistêmica, cujo preceito antropológico é transdimensional – e a educação – alicerçada na visão transdisciplinar, cujo aprendizado fenomenológico é utilizado – remonta a textos milenares dos sábios conhecimentos indianos e chineses, escritos há milênios, bem como às práticas e aos antigos ensinamentos xamânicos. São três os pilares que sustentam a epistemologia dos Cuidados Integrativos®: autoconhecimento, que inclui a corporeidade; alteridade, prática saudável de inter-relação; e transdisciplinaridade, como um modelo de ensino que dialoga com as diferentes dimensões da realidade e oferece nova tomada de consciência do saber. Esses três pilares têm como base o ser que cuida de si, do outro e do planeta.

Na prática da dietoterapia chinesa, esses pilares podem ser inseridos da seguinte maneira:

Alteridade: entender o indivíduo sem julgamentos, compreendendo suas necessidades, sugerindo uma orientação alimentar fundamentada no olhar integrado da medicina chinesa – que não inclui a gastronomia chinesa (ou incentivo a qualquer outra específica), mas que vai compreendê-lo como corpo, mente e espírito dentro de propostas tangíveis, respeitando sua individualidade e sua cultura.

Autoconhecimento: além de auxiliar o indivíduo a partir da linguagem sistêmica da medicina chinesa, o trabalho propõe um olhar profundo para as questões que levam ao desequilíbrio orgânico e alimentar, estimulando-o à integridade, a partir de atividades que mobilizam corpo e mente e contribuem para que ele entenda melhor suas dificuldades e as eventuais raízes de desequilíbrios, doenças ou dificuldades.

Transdisciplinaridade: olhar para dentro pode requerer traçar caminhos distintos para cada pessoa. Nesse sentido, é importante buscar um diálogo aberto entre as disciplinas e os profissionais, relacionando os conhecimentos, para ampliar os recursos de tratamento e expandir as possibilidades de autocura do indivíduo. Segundo Weil (1996), "o sistema de cura está sempre lá, sempre operando, sempre pronto para trabalhar e promover o equilíbrio (...), porque o tratamento vem de fora, mas a cura vem de dentro".

Importância do cuidado e do autocuidado na promoção de saúde

Segundo os dicionários de filologia, "cuidado" deriva do latim, *coera*, ou seja, "cura" (palavra erudita, sinônima de "cuidado"). Seu significado, portanto, é "desvelo, diligência, solicitude, zelo, bom trato, atenção,

218 Epílogo

precaução, vigilância, conta, incumbência, responsabilidade, inquietação de espírito, preocupação, inquietação pela pessoa amada, por um animal ou por um objeto de estimação" (Weiszflog, 1998, 2009; Boff, 1999).

Pela própria natureza, o cuidado inclui duas significações básicas: desvelo, solicitude e atenção com o outro; e preocupação ou inquietação, porque a pessoa que tem cuidado se sente envolvida e afetivamente ligada ao outro. Por isso, a observação do poeta Horácio (65-8 a.C.) faz sentido: "o cuidado é o permanente companheiro do ser humano". Assim, pode-se dizer que o cuidado é mais do que um ato singular ou uma virtude similar a outras. Na verdade, é um modo de ser no mundo, que funda as relações que se estabelecem com todas as coisas (Boff, 1999).

Desse modo, o ato de cuidar, seja da mente, seja da alimentação, seja das próprias atitudes, torna-se ferramenta na promoção de saúde – e cuidar do outro, seja como profissional de saúde, seja simplesmente como forma de zelo ou atenção, é indispensável para a manutenção da saúde. A cura, portanto, envolve o cuidado integrado do corpo, da mente e do espírito, o qual não é chinês nem brasileiro, mas é recurso interno, porque habita o coração de todos nós, seres humanos e integrados.

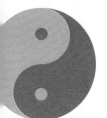

Apêndice

10 Hábitos Saudáveis, segundo a Medicina Tradicional Chinesa

Andrea Maciel Arantes

1. Evite exposição prolongada aos fatores climáticos

De acordo com a medicina chinesa, as doenças podem ser causadas por três fatores – e o primeiro deles é a exposição inadequada aos fatores climáticos. Vento, frio ou calor em excesso causam danos à saúde. Assim, andar descalço em ambientes frios, ficar exposto constantemente a correntes de ar frio, como em ambientes com ar-condicionado, ou se expor à chuva fazem com que o corpo se resfrie muito rápido. O frio pode causar, também, contraturas musculares e torcicolo. Isso acontece porque a friagem penetra nos poros, impede a livre circulação de sangue e de energia e afeta o movimento, resultando em dor, que pode ser fixa ou migratória, ou inchaço. Além de causar essas reações, a exposição prolongada ao frio lesa a capacidade do próprio corpo se defender, enfraquecendo, consequentemente, as funções dos órgãos e do sistema imunológico. Portanto, cuide-se com sabedoria.

2. Alimente-se de maneira saudável

Parece repetitivo, mas a alimentação é mais do que necessária. No organismo, o alimento é transformado em todas as substâncias fundamentais à manutenção da vida. Ele contribui para a atividade do corpo e para as funções da mente, assim como elucida o espírito. Sem alimentos adequados, o corpo enfraquece, aumentando as chances de desenvolver doenças, desnutrição e envelhecimento precoce.

3. Deite-se até às 23 horas e aproveite o sono

É muito importante respeitar as horas de sono e, principalmente, criar uma regularidade. Os chineses entendem a vida com base no *yin* e no *yang*, ou seja, no equilíbrio entre claro e escuro, movimento e repouso. Enquanto a noite é feita para dormir, o dia é feito para realizar atividades. Ter esse processo invertido não é saudável. Quando ocorre insônia ou são realizadas muitas atividades depois das 23 horas, há sobrecarga da energia do fígado (*gan*), o que resulta em cansaço, mau humor, irritabilidade, indisposição e sensação de insatisfação.

4. Esvazie a mente nas horas livres

É absolutamente saudável não fazer nada nas horas livres. Ainda estamos em uma sociedade que prega o trabalho, a produtividade, a geração de renda a todo instante, o que tem exaurido a saúde de muita gente. Aproveite o momento livre para, simplesmente, fazer nada. O ato de concentrar-se em qualquer atividade demanda muita energia, física e mental, o que pode trazer desgastes. Dar a si mesmo momentos de repouso, simplesmente para contemplar a vida, deve ser natural e, também, fazer parte da rotina.

5. Inspire e respire

A respiração, mais do que troca de gases do organismo com o meio ambiente, é sagrada para a manutenção da vida. Os chineses explicam que esse é o momento de união do homem (terra) com o divino (céu). Sem respiração, não há energia, e, sem inspiração (no sentido filosófico), faltam sentido e significado nas situações e perde-se vida.

6. Pratique exercícios físicos regularmente

Um corpo saudável precisa de movimento e de repouso. Da mesma forma que é importante dormir bem e descansar, o corpo precisa de movimento. A prática regular de exercícios físicos impulsiona o *qi* e o *yang* dentro do corpo, contribuindo para a saúde cardiovascular e muscular. É preciso cuidado para não exaurir e desenvolver a percepção de quando parar e descansar. Práticas como *Lian Gong*, *Tai Chi Chuan* e *Qi Gong* facilitam o fluxo de energia nos canais e podem trazer benefícios tanto para o corpo como para a mente.

7. Mantenha a higiene

A higiene é fundamental para todos e é importante lembrar que parasitas, bactérias e fungos também são agentes de doenças. Atualmente, essas enfermidades são adquiridas por meio da alimentação, promovendo intoxicações, alergias e infecções. Portanto, esteja atento à higiene dos alimentos e à do corpo.

8. Cultive bons relacionamentos

A vida em sociedade leva o homem a lidar com o outro, auxiliando-o no desenvolvimento social, cognitivo e emocional. Os relacionamentos, íntimos ou sociais, promovem trocas afetivas que proporcionam verdadeiro bem-estar. Sob o olhar da medicina chinesa, a troca possibilita as ações de dar e receber, fundamentais para manter as funções do coração, que é considerado a sede dos sentimentos nobres e do amor. Não por acaso, pesquisas mostram que quem ama mais adoece menos.

9. Livre-se dos sentimentos destrutivos

Todos têm emoções e sentimentos, sejam benéficos, sejam destrutivos. Porém, quando sentimentos destrutivos, como a raiva, o medo e a ira, permanecem por longos períodos, a vida do indivíduo é prejudicada e podem atrapalhar as funções dos órgãos internos, além de trazerem mal-estar. Esse é o segundo fator para o desenvolvimento de doenças na visão da medicina tradicional chinesa. Ao primeiro sinal da presença desses sentimentos, busque ajuda terapêutica.

10. Cultive a paz interior

Gosto de lembrar que a medicina tradicional chinesa foi desenvolvida a partir dos ensinamentos taoístas, cuja maior lição é, sem dúvida, viver em harmonia com a natureza. Aprender a aceitar os fatos da vida com maior compreensão ajuda a aumentar a sensação de paz. Naturalmente, isso pode não ser simples na prática, mas encontrar sentido e significado é tarefa de cada um de nós diante dos desafios da vida e, com entendimento, a paz pode surgir para acalmar todos os corações. Com paz, o silêncio surge e traz confiança, equilíbrio e tranquilidade, valores essenciais para uma vida saudável e longa.

222 Apêndice

Esses 10 passos levam o indivíduo a cultivar os três tesouros, conhecidos na medicina tradicional chinesa como *san bao*: o equilíbrio entre *jing, qi* e *shen* – entre a constituição física herdada pela família (*jing*), a energia adquirida pela alimentação e pela respiração (*qi*) e a mente consciente (*shen*). É essa a condição de equilíbrio que promove saúde e bem-estar plenos, para manter a nutrição do corpo, da mente e do espírito.

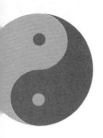

Referências Bibliográficas

Auteroche B. O diagnóstico na medicina tradicional chinesa. São Paulo: Andrei; 1992.
Brasil. Ministério da Saúde. Política Nacional de Alimentação e Nutrição. Guia Alimentar para a População Brasileira. Brasília: Ministério da Saúde; 2006.
Brasil. Ministério da Saúde. Secretaria de Atenção à Saúde, Departamento de Atenção Básica. Política Nacional de Práticas Integrativas e Complementares no SUS (PNPIC). Brasília, Ministério da Saúde; 2006. (Série B, Textos Básicos de Saúde).
Brasil. Ministério da Saúde. Secretaria de Atenção à Saúde. Departamento de Atenção Básica. Política Nacional de Práticas Integrativas e Complementares no SUS (PNPIC). Brasília: Ministério da Saúde.
Campbell C, Campbell T. China Study. BenBella Books; 2006.
Cheng LD. Fórmulas magistrais chinesas. São Paulo: Roca; 2000.
Cherng WJ. Iniciação ao Taoísmo. 2. ed. Rio de Janeiro: Mauad; 2010.
Chia M. O Tao da Sabedoria emocional. 1ª. Ed. São Paulo: Pensamento; 2011.
Clavey S. Fisiologia e patologia dos fluidos da medicina tradicional chinesa. São Paulo: Roca; 2000.
Dechar LE. Five spirits. New York: Lantern Books; 2006.
Fahrnow I. Cinco elementos na alimentação equilibrada. São Paulo: Ägora; 2003.
Flaws B. Tao of healthy eating. 2nd. ed. Colorado: Blue Poppy Press; 1998.
Fontes, SV. Cuidados integrativos: interface entre saúde transdimensional e educação transdisciplinar. Trabalho de Conclusão de Curso. São Paulo: Universidade Federal de São Paulo; 2011.
Gomes AL. Sete vezes mulher. Rio de Janeiro: Rosa dos Ventos; 1996.
Kaptchuck T. The web that has no weaver. 2nd. ed. New York: McGraw Hill; 2000.
Leloup JY, Boff L. Terapeutas do deserto: de Fílon de Alexandria e Francisco de Assis a Graf Durckheim. 10. ed. Rio de Janeiro: Vozes; 2007.
Leme RJA. Saúde é consciência: medicina da saúde × medicina da doença. São Paulo: Ciranda Cultural; 2012.
Lima PT. Medicina Integrativa – a cura pelo equilíbrio. São Paulo: MG; 2009.
Lipton B. A biologia da crença. São Paulo: Butterfly; 2007.
Lipton B, Bhaerman S. Evolução espontânea. Portugal: Lux Citania; 2009.
Lu HC. Alimentos chineses para longevidade. São Paulo: Roca; 1997.

224 Referências Bibliográficas

Luz MT, Rosenbaum P, Barros NF. Medicina integrativa, política pública de saúde conveniente. Jornal da Unicamp, 27/8/2006: 2.

Maciocia G. Fundamentos da medicina tradicional chinesa. São Paulo: Roca; 1996.

Maciocia G. A prática da medicina tradicional chinesa. São Paulo: Roca; 2000.

Maciocia G. Ginecologia e obstetrícia em medicina tradicional chinesa. São Paulo: Roca; 2000.

McGee H. Comida e Cozinha. Ed. Martins Fontes; 2010.

Miyahara FA. Método de saúde Okada através da medicina integrativa. Rio de Janeiro: Livre Expressão; 2009.

Mole P, Hicks A, Hicks J. Acupuntura constitucional dos cinco elementos. São Paulo: Roca; 2007.

Moraes WA. Salutogênese e autocultivo. Rio de Janeiro: Instituto Gaia; 2006.

Otani MAP, Barros NF. A medicina integrativa e a construção de um novo modelo de saúde. Ciência & Saúde Coletiva. 2011;16(3):1801-11.

Pacheco R. Mente humana: um estudo comparativo inicial entre a ciência cognitiva ocidental e a medicina tradicional chinesa. Cad. Acad. Tubarão. 2011;3(1):37-56.

Panizza ST. Como prescrever ou recomendar plantas medicinais e fitoterápicos. São Paulo: Conbrafito; 2010.

Pert C. Molecules of Emotion. New York: Scribner; 2003.

Ross J. Combinação de pontos de acupuntura. São Paulo: Roca; 2002.

Ross J. Zang fu – Sistemas de órgãos e vísceras da medicina tradicional chinesa. 2. ed. São Paulo: Roca; 1994.

Shinya H. A dieta do futuro que previne cardiopatias, cura o câncer e controla o diabetes tipo 2. São Paulo: Cultrix; 2010.

Weil A. Spontaneous healing. New York: Ballantine Books; 1996.

Xinran. O que os chineses não comem. São Paulo: Cia. das Letras; 2008

Yamamura, Y. Alimentos: aspectos energéticos. São Paulo: Triom; 2001.

Yamamura Y. Entendendo medicina chinesa e acupuntura. São Paulo: Center AO; 2006.

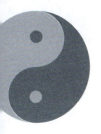

Índice Remissivo

A

Abacate, 154
Abacaxi, 154
Abóbora, 158
Açafrão, 176
Acelga, 158
Açúcar, 170
Agrião, 158
Água, 151
  de coco, 151
  ideograma, 211
Aipo, 159
Alcachofra, 176
Alcaçuz (raiz), 176
Alcoolismo, 62
Alecrim, 176
Alface, 158
Alfavaca, 176
Algas, 159
Alho, 158, 176
Alho-poró, 158
Alimentação, 55
  como recurso de tratamento, 71
  conforme as estações do ano, 75
  impactos socioambientais na, 57
Alimentos
  com características
    yang, 73
    yin, 73
  de origem
    animal, 168
    vegetal, 150, 158
  para a longevidade, 173
  que eliminam
    o calor patogênico, 150
    o frio patogênico, 150
    umidade patogênica, 150
  que facilitam a formação e a nutrição do sangue, 149
  que movem o sangue, 149
  que nutrem
    o baço (*pi*) e o estômago (*wei*), 202
    o *yang*, 149
    o *yin*, 149
  que tonificam
    e mobilizam o *qi*, 149
    o pulmão (*fei*) e o intestino grosso (*da chang*), 208
    os rins (*shen*) e a bexiga (*pang guang*), 213
  que umedecem, 149
  reguladores, 148
Almoço (de 13 h às 15 h), 90
Alteridade, 217
Amaranto, 159
Ameixa, 154
Amêndoa, 159
Amendoim, 159
Amora, 154, 176
Anemia, 63

226 Índice Remissivo

Anis-estrelado, 176
Anorexia, 63
Anseio, 47
Ansiedade, 63
Aquecedor
  inferior, 36
  médio, 35
  superior, 35
Arroz, 160
Arteriosclerose, 64
Articulações, 187
Artrite, 64
Aspargos, 160
Aspectos energéticos, 145, 147, 148
Atividade física, 119
Audição, 101
Autoconhecimento, 217
Aveia, 160
Azeite, 171
Azeitona, 160

B

Baço (*pi*), 97
  para nutrir o, 202
    em nível espiritual, 203
    em nível físico, 202
    em nível mental, 203
Baço e o paladar, 100
Banana, 154
Bardana, 160
Batata, 161
Batata-doce, 161
Bebidas, 151
  alcoólicas, 151
Berinjela, 161
Beterraba, 161
Bile, 186
Boldo, 176
Brócolis, 161
Brotos, 110, 161

C

Café, 152
  da manhã (de 7 h às 9 h), 89
Cálculos biliares, 64
Caldo de cana, 152
Calor (*re*), 132, 80

Calorificação, 134
Camarão, 170
Camomila, 176
Canela, 171, 176
Capim-cidreira, 176
Caqui, 155
Cará, 162
Cardamomo, 171
Carne(s), 123
  bovina, 170
  de frango, 169
  de porco, 170
  e outros itens de origem animal, 168
Castanha, 162
Cebola, 162
Cefaleia, 65
Cenoura, 162
Centela asiática, 176
Cereais, 120
Cérebro (*nao*), 97
Cereja, 155
Chá-verde, 176
Chás, 152
Cheiro-verde, 171
Chia, 162
Chicória, 162
Chocolate, 172
Chuchu, 163
Ciclo dos cinco movimentos, 29, 31
Cinco
  energias, 147
  movimentos, os, 29
  sabores, 145
Cistite, 65
Classificação dos alimentos em *yin*
  e *yang*, 73
Coentro, 171
Cogumelos, 163
Cólicas menstruais, 65
Consciência, 33
Constipação intestinal, 66
Consumo mútuo, 28
Contaminação, 137
Controle, 31
Coração (*xin*), 97
  insônia e, 193
  para nutrir o, 197
    em nível espiritual, 198

Índice Remissivo **227**

em nível físico, 197
em nível mental, 198
e o tato, 99
Corpo, 9
Couve, 163
Couve-flor, 163
Cravo, 172
Crianças, 105
Cuidado e do autocuidado na promoção
de saúde, 217
Culpa, 52

D

Da Zao, 177
Damasco, 163
Dang Gui, 176
Deficiência, 132
do *yin*, 109
Depressão, 50
Desintoxicação, 137, 140
Diabetes, 66
Diarreia, 66
Dietoterapia chinesa, 19, 181
metodologia da, 127
como proposta integrativa, 215
princípios e regras da, 131
Dinâmica da vida, 25
Direções
ascendente, 148
descendente, 148
Dispersão, 134
Doces, 122
Doença(s), 62
de natureza *yang*, 132
de natureza *yin*, 132
relacionadas com a alimentação, 61

E

Emoções destrutivas e seus
antídotos, 43, 44, 45
Energéticos, 152
Energia
fria, 147
morna, 147
neutra, 147
quente, 147
refrescante, 147
vital, 21

Epigenética, 34
Equilibrando a madeira, 190
Equilíbrio dos três tesouros, 37
Erva-doce, 177
Ervilha, 163
Espinafre, 164
Espírito, 9
Essência (*jing*), 33, 97
Estações do ano, 75
Euforia, 47
Excesso, 132
por agentes patogênicos
externos, 133
internos, 133

F

Fadiga, 66
Fatores patogênicos oriundos
da alimentação, 80
Feijão, 164
Fígado (*gan*), 97, 188
insônia e, 193
nutrir o, 190
em nível espiritual, 190
em nível físico, 190
em nível mental, 190
e a visão, 99
Figo, 155
Fisiologia energética dos alimentos, 145
Fitoterapia na cozinha, 175
Fluxo suave do *qi*, 186
Fogo (*huo*), 82
ideograma, 191
Frio (*ban*), 81, 82, 132
Frustração, 47
Frutas, 121, 154
Frutos do mar, 122
Fusão de corpo, mente e espírito, 17

G

Gastrite, 67
Gengibre, 62, 164, 177
Geração, 31
Gergelim, 164
Gestantes, 113
Gingko biloba, 177
Ginseng, 177
Glutamato monossódico, 172

228 Índice Remissivo

Goiaba, 155
Goji berry, 164, 177
Gráos, 120
Guaco, 177
Guaraná, 177
Guia Alimentar para a População
  Brasileira, 57, 68, 87

H

10 Hábitos Saudáveis, 219
Healing, 11
Hiperatividade, 106
Hipertensão, 67
Horários para a alimentação, 87
Hortelã, 165, 177

I

Ideograma
  Água, 211
  Fogo (*huo*), 191
  Madeira, 186
  Metal, 205
  Qi, 21
  Saúde, 17
  Shen, 34
  Tai ji, 26
  Terra, 199
Idosos, 108
Impactos socioambientais na alimentação, 57
Inhame, 165
Insônia
  e coração, 193
  e fígado, 193
Inter-relacionamento, 28
Interdependência, 28
Intestino grosso (*da chang*), 80
Intoxicação, 137
Inverno, 76

J

Jantar (de 17 h às 19 h), 92

L

Lactantes, 116
Lanche
  da manhã (de 9 h às 11 h), 90
  da tarde (de 15 h às 17 h), 91

Laranja, 155
Legumes, 121
Leguminosas, 121
Leite, 153
  materno, 106
Lentilha, 165
Limão, 155, 177
Língua, 103
Linhaça, 165
Longevidade, 35

M

Maçã, 156
Madeira, ideograma, 186
Malva, 177
Mamão, 156
Manga, 156
Maracujá, 177
Medicina
  baseada em evidências, 11
  integrativa, 3
  Tradicional Chinesa, 15
    princípios da, 13
Medo, 49
Medula (*sui*), 97
Mel, 169
Melancia, 156
Melão, 156
Menopausa, 108
Mente, 9
Metabolismo e fisiologia energética
  da digestão, 79
Metal, ideograma, 205
Metodologia da dietoterapia chinesa, 127
Milho-verde, 165
Missô, 165
Morango, 156
Movimento, 183
  Água, 183, 211
  e direção do *qi*, 30
  Fogo, 183, 191
  Madeira, 183, 185
  Metal, 183, 205
  Terra, 183, 199
Mucosidade (*tan yin*), 81

N

Nabo, 166
Natureza do alimento, 147

Índice Remissivo **229**

Nirá, 166
Nozes, 166
Nutrição, 55
  de crianças e idosos, 105
  de gestantes e de lactantes, 113
  do baço, 199
  do coração, 191
  do fígado, 185
  dos cinco sentidos, 97
  dos pulmóes, 205
  dos rins, 211
  integrativa, 3, 4, 5, 6

O

Obesidade, 68
Obeso
  yang, 84
  yin, 84
Obsessão, 48
Óleos vegetais, 122
Olfato, 101
Oposição, 28
Órgãos internos (*zang*), 97
Origens da doença, 39
  fatores
    externos (*liu yin*), 39, 40
    internos (*qi qing*), 39, 41
    mistos (*bu nei wan yin*), 39, 41
Ostra, 170
Outono, 76
Ovo(s), 123
  de galinha, 169

P

Paladar, 100
Pavor, 49
Peixes, 122, 170
Pepino, 166
Pera, 157
Perda, 48
  de peso, 83, 85
Pêssego, 157
Pimenta, 172
Pimentão, 166
Pirâmide Alimentar Asiática, 119
Pitanga, 157
Plantas medicinais de uso culinário
  e popular, 176

Preocupação, 48
Primavera, 76
Princípios
  da Medicina Tradicional Chinesa, 13
  e regras da dietoterapia chinesa, 131
Profundo, 133
Proteína texturizada de soja, 166
Pulmão (*fei*), 97
  e o olfato, 101
  para nutrir o, 209
    em nível espiritual, 209
    em nível físico, 209
    em nível mental, 209
Purgação, 134

Q

Qi, 21
  ideograma, 21
  pós-celestial, 23, 24
  pré-celestial, 22, 24
Quatro direções, 148
Queijo, 168
Quiabo, 167
Quinoa, 167

R

Raiva, 47
Raiz de ginseng, 167
Refrigerantes, 153
Regularização, 134
Relógio biológico, 88
Repolho, 167
Representação dos cinco movimentos, 183
Resfriamento, 134
Rins (*shen*), 97, 109
  para nutrir os, 214
    em nível espiritual, 214
    em nível físico, 214
    em nível mental, 214
  e a audição, 101
Romã, 177

S

Sabor
  ácido, 146
  amargo, 146
  doce, 146

230 Índice Remissivo

picante, 146
salgado, 146
Sal, 172
Salutogênese, 9
Sálvia, 177
San bao, 35
Sangue (*xue*), 113, 114
Saúde, 16
  ideograma, 17
Sementes, 121
Shen, 33, 181
  ideograma, 34
Sinais de intoxicação, 138
Sucos, 153
Sudação, 134
Sudorese, 192
Superficial, 133

T

Tai ji, ideograma, 26
Tâmara, 157
Tangerina, 157
Taoísmo, 15
Tato, 99
Tendões, 187
Terceira idade, 110
Terra, ideograma, 199
Tofu, 168
Tomate, 167
Tonificação, 134
Transdisciplinaridade, 217

Três tesouros da saúde, os, 35
Trigo, 168
Tristeza, 48

U

Umidade patogênica (*shi*), 81, 82
Uva, 157

V

Vegetais e sua época de colheita, 77
Verão, 76
Verduras, 121
Vergonha, 52
Visão, 99
Volume de sangue, 186
Vomição, 134

W

Wu Xing, 29

X

Xiao hua dao, 82
Yin e *Yang*, 25, 26, 93, 131, 150
  características de, 27
  consumo mútuo, 28
  inter-relacionamento, 28
  interdependência, 28
  oposição, 28
Yin Shi Zhi Liao Fa, 19

IMPRESSÃO:

PALLOTTI
GRÁFICA

Santa Maria - RS | Fone: (55) 3220.4500
www.graficapallotti.com.br